Dr MARC LAGARDE
DE L'UNIVERSITÉ DE PARIS

DES

INJECTIONS DE PARAFFINE

dans leurs

APPLICATIONS GÉNÉRALES EN CHIRURGIE

PARIS

Jules ROUSSET

36, RUE SERPENTE

1902

A MON PÈRE ET A MA MÈRE

Hommage d'affection filiale

Dr Marc LAGARDE

DE L'UNIVERSITÉ DE PARIS

— o o —

DES

INJECTIONS DE PARAFFINE

dans leurs

APPLICATIONS GÉNÉRALES EN CHIRURGIE

PARIS

Jules ROUSSET

36, Rue Serpente

—

1902

A MES MAITRES DE L'ÉCOLE DE MÉDECINE

ET DE L'HOTEL-DIEU D'ANGERS

A MES MAITRES

DE LA FACULTÉ DE MÉDECINE

ET DES HOPITAUX DE PARIS

A Messieurs

LE DOCTEUR MENIÈRE, de Paris,

LE DOCTEUR GOUËL, de Paris,

LE DOCTEUR DE BAUREPÈRE, de Paris,

LE DOCTEUR LEGRY

Professeur agrégé à la Faculté de médecine
Médecin des Hôpitaux,

LE DOCTEUR GROSSARD

*Expression de ma vive gratitude et de
ma sincère reconnaissance.*

M. LE PROFESSEUR BERGER

Membre de l'Académie de Médecine,
Officier de la Légion d'honneur.

INTRODUCTION

Depuis quelque temps, on étudie et utilise de tous côtés un procédé nouveau à la fois simple et pratique, préconisé depuis plusieurs années déjà par un chirurgien viennois, le docteur Gersuny. Cette nouvelle méthode consiste dans l'inclusion soit interstitielle, soit sous-cutanée, d'une substance fusible par la chaleur, solidifiable par refroidissement, telle que la vaseline ou la paraffine, afin de combler une perte des tissus, de corriger certaines difformités acquises ou congénitales et même de restaurer une fonction organique affaiblie ou perdue.

Fort intrigué nous-même par l'ingéniosité du procédé et les multiples ressources qu'il laissait espérer, nous avons fait des recherches.

Après avoir compulsé avec soin tous les travaux de Gersuny et ceux des premiers chirurgiens que cette méthode avait séduits, Meyer, Stein, Eckstein, etc., après avoir suivi leurs différentes publications vraiment intéressantes : notre curiosité, un peu sceptique du début, fit place à un véritable intérêt, et nous sommes allé étudier la technique du procédé nouveau, près du docteur Brockaert de Gand.

Emule d'Eckstein, et comme lui apôtre de la première heure, il n'a cessé depuis lors d'étudier cette question, d'en perfectionner la technique et d'en modifier heureusement, par son ingéniosité, le matériel primitivement encombrant.

Les nombreuses observations de malades guéris qu'il a déjà présentés, sont un témoignage de son activité et une garantie de sa compétence dans la nouveauté qui nous occupe.

Nous ne pouvions mieux choisir que d'aller près de lui recueillir les fruits de son indiscutable expérience.

Nous sommes heureux de lui témoigner ici notre admiration et notre reconnaissance.

Dans le premier chapitre de notre travail, nous résumerons l'histoire déjà longue des « Injections de paraffine. »

Nous rappellerons les noms des chirurgiens distingués qui, par leurs applications ou leurs travaux, ont contribué à vulgariser la méthode ; nous ferons à chacun la part du mérite qui lui revient dans l'étude de cette intéressante nouveauté.

Dans un second chapitre, nous ferons une étude

succincte des trois corps : gélose, vaseline (*unguentum paraffini, parafinsalbe*) et paraffine, qui successivement ont été employés comme matières prothétiques et inclus dans les tissus, afin d'y suppléer à une perte de substance et d'y provoquer une hyperplasie du tissu conjonctif.

Nous comparerons leurs qualités et leurs défauts respectifs ; nous verrons celle de ces trois substances dont le mode de réaction dans l'organisme répond le mieux au but de restauration plastique durable que nous nous proposons, et dont l'emploi présente le maximum de garantie et le minimum de danger.

Le troisième chapitre sera l'exposé de la méthode de Gersuny. Nous rapporterons les observations les plus intéressantes, dans lesquelles ce chirurgien et ses imitateurs ont déjà utilisé son procédé.

Bien que la matière prothétique employée dans ces observations soit aujourd'hui discutable comme valeur, elles n'en seront pas moins de précieuses indications pour l'application de la technique nouvelle à des cas analogues.

Nous discuterons la valeur de cette méthode et nous rappellerons brièvement quels sont les griefs imputables à ce procédé, tant à cause de son incertitude comme résultat, que des accidents graves qu'il peut provoquer.

Le quatrième chapitre sera consacré aux modifications apportées par le docteur Eckstein de Berlin à la méthode viennoise. Nous relaterons des observations de malades traités par le procédé Eckstein. Quelques-unes ont été déjà publiées, d'autres sont inédites, plusieurs nous sont personnelles.

Chemin faisant, nous commenterons les résultats immédiats et les suites plus ou moins éloignées des observations citées. Nous discuterons les complications qui se seraient produites pendant l'intervention ou consécutivement à celle-ci.

De cette façon nous préparerons notre cinquième chapitre qui sera le choix de la méthode d'élection : l'exposé de la technique opératoire et l'étude des accidents possibles qu'il faut savoir éviter.

Dans un sixième et dernier chapitre suivi des conclusions de notre travail, nous donnerons les indications générales de la méthode au point de vue utilitaire et au point de vue esthétique.

CHAPITRE PREMIER

Historique.

Dans l'évolution présente de la chirurgie, à côté
des perfectionnements apportés à tous ces moyens de
recherches destinés à fournir des indications précises
et partant faciliter le diagnostic, telle la radiographie
des fractures, ou des corps étrangers par exemple ; à
côté des progrès techniques réalisés dans l'accomplis-
sement des actes opératoires eux-mêmes, il est facilement constatable que le mouvement chirurgical actuel
se caractérise par la genèse d'une tendance nouvelle.
Nous voulons parler des soins avec lesquels on s'atta-
che à réparer les dégâts opératoires pour la « *restitu-
tio ad integrum* ». Et c'est là une pratique vers laquelle doivent tendre tous nos efforts, car elle implique
de la part du chirurgien le souci des suites immédiates
et éloignées de ses interventions : c'est donc en somme
faire acte de bonne chirurgie.

Cette idée, qui domine aujourd'hui la chirurgie, se

trouve déjà en germe dans les modes opératoires appliqués à la cure radicale des hernies dans ces dernières années.

Au procédé consistant à extirper le sac préalablement ligaturé derrière le collet, et à rapprocher les « parties molles quelconques » par des points de sutures, qui fusionnaient en même temps les piliers internes et externes, on substitua de nouveaux procédés, dont la caractéristique commune est de restaurer l'architecture primitive, c'est-à-dire la reconstitution méthodique et complète de la paroi abdominale et de son intégrité anatomique au niveau de la région inguinale.

Au début de l'ère antiseptique, sitôt que les vaisseaux et les moignons étaient ligaturés, et même ces derniers parfois extériorisés, on s'empressait de refermer le ventre, tout heureux d'avoir mené à bonne fin l'exérèse.

Aujourd'hui l'acte opératoire primaire principal étant accompli, les chirurgiens, plus soucieux de remettre les choses dans un état très voisin de la structure normale, s'appliquent à restaurer les tissus délabrés par le trauma et ce, pour le grand bien des malades.

Dans ce même ordre d'idées, nous voyons chaque jour des applications fort intéressantes de procédés chirurgicaux, dans le but, non comme précédemment, de réparer des dégâts post-opératoires, mais plutôt dans celui de suppléer à l'incurie de la nature, ou au contraire de corriger des difformités acquises, traumatiques ou pathologiques. Qu'il nous suffise de rappeler les procédés d'autoplastie aussi ingénieux qu'élégants, avec lesquels M. le professeur Berger a obtenu de si merveilleux résultats !

C'est guidés par la même idée directrice que, voulant combler les lacunes, les dépressions produites par l'ablation d'organes ou de parties d'organes intéressant la périphérie de l'organisme, des chirurgiens furent amenés à utiliser la vaseline ou la paraffine à l'effet de faire jouer à ces substances le rôle de matière de remplissage et de tissu cellulaire artificiel.

Le professeur Gensuny de Vienne et Delangre de Tournai furent les précurseurs de ce nouveau moyen de prothèse : l'un et l'autre firent leurs premières applications dans le cours de l'année 1899.

Se basant sur un procédé déjà connu, qui consiste à injecter de la vaseline phéniquée dans les angiomes, et sur ce fait, que la vaseline introduite dans les mailles d'un tissu dilatable, demeure indéfiniment en place sans s'altérer et sans produire d'irritation, le professeur R. Gersuny, chirurgien du « Rudolfiner-Hauss » de Vienne, conçut l'idée de pratiquer des injections sous-cutanées ou interstitielles de cette substance pour remédier à certaines difformités acquises ou à des troubles fonctionnels de cause purement mécanique.

La première fois que Gersuny eut l'occasion d'expérimenter cette nouvelle méthode, il s'agissait d'un homme ayant subi une double castration pour orchi-épididymite tuberculeuse et qui se trouvait fort affecté de cette mutilation.

On procéda à l'inclusion de vaseline en lieu et place de ses testicules absents, et le résultat obtenu de la sorte fut des plus satisfaisants au point de vue esthétique. Les bourses présentaient en permanence l'aspect que, dans les conditions normales, elles prennent quand elles se contractent sous l'influence du froid : on y constatait par le toucher la présence de deux corps arrondis de consistance dure et simulant parfaitement les deux testicules absents.

Ce succès, qui fut durable dans la suite, encouragea Gersuny : il posa en 1900 les principes de sa méthode et publia dans la suite une série d'applications et d'observations fort intéressantes qu'il a bien voulu mettre à notre disposition et dont nous parlerons dans le cours de cet ouvrage.

A la même époque Delangre de Tournai, en opérant un kyste séreux rédicivant, suivant la méthode de Pozzi, qui consiste dans l'injection intrakystique du blanc de baleine dissous au bain-marie et ensuite solidifié par réfrigération, constata l'effacement pour ainsi dire complet de la cicatrice vicieuse déprimée, effacement résultant de la distension produite par la saillie du corps gras injecté.

La constatation de ce fait lui suggéra l'idée de combler ainsi les pertes de substance par un agent chimique susceptible de se liquéfier par la chaleur et de se solidifier par le refroidissement. Il eut recours à la vaseline, résidu de la distillation du pétrole, substance neutre insipide, fusible vers 38° à 40°, insoluble dans l'eau, les acides, les alcalis et qui par conséquent constitué un corps inerte, inaltérable, très précieux pour l'usage ci-visé.

Etant porteur d'une cicatrice déprimée **résultant** d'un furoncle, Delangre pratiquait sur lui-même et avec succès son premier essai. Enhardi par cette heureuse tentative, il continua en 1900 et 1901 à appliquer ce procédé dans des circonstances très diverses et dans le but de suppléer à des pertes de substance.

Les premiers résultats obtenus de la sorte intéressèrent vivement le corps médical et même, par le côté original, le grand public. La méthode ne reçut pas cependant l'accueil qu'on aurait pu en attendre. Ce ne fut que très timidement que quelques rares opérateurs imitèrent l'exemple de Gersuny et eurent recours à son procédé.

L'enthousiasme du début se refroidit encore davantage à la suite d'une communication de Pfannenstiel de Breslau, sur le danger de la méthode de Gersuny. Une injection de vaseline, au pourtour du col vésical, chez une femme atteinte d'incontinence d'urine, à la suite de l'extirpation de l'urèthre pour lésions cancéreuses, fut suivie de tous les symptômes graves d'une embolie pulmonaire. La malade guérit, mais sans avoir retiré aucun bénéfice du traitement.

Un cas sensiblement analogue fut publié il y a quelque temps par Halban de Vienne qui vit également survenir une embolie pulmonaire à la suite des injections interstitielles de vaseline. Ces insuccès durent nécessairement retarder l'application triomphale de la méthode.

L'attrait de la nouveauté, la publication de quelques succès et la discussion raisonnée des échecs signalés, ramenèrent un peu la confiance.

C'est ainsi que Kapsammer rapporte, à la Société império-royale de médecine de Vienne, trois cas d'incontinence d'urine traités avec un résultat parfait, par des injections, en une séance, de 8 à 12 cmc. de vaseline.

Rohmer de Nancy, s'inspirant des mêmes idées, appliqua la méthode à la prothèse oculaire, résolvant et éliminant du même coup la question des greffes de corps étrangers (boules de métal, de verre, pelote de soie, d'éponge, yeux d'animaux, etc.) destinées à produire un moignon devant remplacer celui de l'exentération et soutenir l'appareil prothétique.

Ces succès engagèrent Dianoux de Nantes à recourir également à ce moyen de prothèse : dans la *Gazette médicale de Nantes* il rapporte trois cas dans lesquels il a injecté de la vaseline, deux fois après énucléation de l'œil, une fois après exentération.

Désormais le procédé a conquis la sympathie du corps médical et de tout côté on rivalise d'émulation pour ajouter aux faits anciens des cas et des observations nouvelles afin de préciser les règles de la méthode.

A Vienne, Ludwig Moszkowicz, à l'instigation de Gersuny, réunit dans une publication, toutes les observations de son maître, avec la technique complète de la méthode qu'il préconise.

Simultanément à Berlin toute une pléiade de professeurs et de chirurgiens distingués et parmi eux les professeurs Wolf, Meyer, von Bergmann, Stein, Eckstein, Juckuff, Erhmann, Matzauner, Witzel et Rust d'Essen rivalisent d'émulation et publient sur le nouveau procédé des observations fort intéressantes. Les uns étudient la paraffine au point de vue de sa constitution chimique, de son degré de tolérance dans les tissus, d'autres et à leur tête Eckstein font de nombreuses recherches pour trouver une paraffine à point de fusion élevé pouvant donner une fois incluse dans les tissus le maximum de stabilité et le minimum de danger.

De toute part affluent des présentations de malades aussi intéressantes que variées, et tous s'accordent à en considérer les résultats immédiats et éloignés comme fort encourageants.

Parmi les publications les plus intéressantes et les plus nombreuses de nos jours nous trouvons celle du docteur Brockaert de Gand.

En France, après Rohmer de Nancy, Dianoux de Nantès, Jaboulay, de Lyon, nous citerons Moure et Brindell de Bordeaux, qui depuis ont consigné leurs observations dans la thèse du docteur Choussaud.

A Paris, cette méthode devait bientôt séduire par son ingéniosité les maîtres les plus autorisés dans la spécialité de l'oto-rhino-laryngologie. Entre tous, le docteur Lermoyez qui, par la précision et la clarté de son enseignement, a su dans cette spécialité mettre au point et à la portée de tous tant de choses restées obscures et indécises, apprécia l'un des premiers cette méthode à sa juste valeur.

Il en a fait de très intéressantes application dans son service à Saint-Antoine ; ces observations seront consignées dans la thèse du docteur de Cazeneuve.

Le docteur Baratoux nous a présenté à sa clinique un certain nombre de cas, difformités et coryzas, traités d'une façon parfaite avec le procédé Gersuny-Eckstein.

Quelques échos nous sont également parvenus d'au-delà des mers et nous prouvent que dans tous les pays on s'est déjà intéressé à cette méthode nouvelle, que partout on en a prévu l'avenir et qu'à tous elle a donné d'excellents résultats. C'est ainsi qu'aux Etats-Unis les applications en sont déjà fort nombreuses, et de nouvelles publications viennent d'être faites par Rupert, Parker et Harmond Smith.

En Angleterre, les différentes sociétés médicales et chirurgicales ont eu l'occasion de discuter, dernièrement encore, la question des injections de paraffine, à l'occasion de nombreux malades présentés et guéris soit à la *British medical association* soit à la *Harveian Society of London*. Parmi les chirurgiens ou spécialistes distingués d'outre-Manche qui ont déjà traité certains malades par le procédé Gersuny-Eckstein, nous citerons M. Watson Cheyne, Léonard Hill, M. Lake, etc...

Telle est, brièvement racontée, l'histoire déjà longue de cette nouveauté d'hier. Puisse-t-elle gagner bientôt de nouveaux et ardents prosélytes qui, par leurs recherches scientifiques, leurs applications ingénieuses, l'enrichiront encore de publications nombreuses, d'observations inédites et intéressantes !

CHAPITRE II

Etude comparée au double point de vue chimique et histologique. des substances prothétiques successivement employées : gélose, vaseline, paraffine.

I. Déjà Krammer de Cincinnati avait autrefois, au cours de ses recherches sur les plaies du thorax, pu se rendre compte qu'une solution contenant 4 parties d'agar dans 100 parties d'eau salée à 7 0/0 introduite dans la cavité thoracique à 42° ne tarde pas à se solidifier et constitue un excellent moyen de prothèse tout en facilitant la régénération du tissu conjonctif. En répétant les expériences que fit autrefois ce chirurgien, on constate que déjà, au bout de 48 heures, la masse injectée perd son aspect gélatineux et ressemble à un de ces caillots qui se forment dans le cœur pendant la période agonique.

L'examen microscopique montre, en éffet, que cette masse de gélose et d'agar est bientôt injectée de petites cellules rondes, et à mesure que cette infiltration s'accentue, des adhérences s'établissent entre le bloc d'agar d'une part, les parois thoraciques et le poumon d'autre part. Au milieu de ces adhérences, on voit apparaître des néoformations et finalement, au bout de 30 à 40 jours, la gélose se trouve totalement remplacée par du tissu conjonctif en vertu d'un processus histologique, qui rappelle en tout point l'organisation du caillot de la thrombose, sous l'influence des phagocytes et des cellules migratrices.

La masse injectée, qui sert en quelque sorte de charpente au travail progressif de l'édification connective, finit par se dissocier sous l'influence de l'activité des cellules migratrices et des phagocytes, comme c'est le cas dans les caillots de thrombose.

Utilisant cette propriété qu'a la gélose de provoquer la formation du tissu conjonctif, Krammer avait déjà par cet artifice réussi à oblitérer des orifices herniaires. Il pensait à cette époque pouvoir appliquer ce procédé dans la cure des anévrysmes, des hydrocèles et pour combler des cavités tuberculeuses.

Ce qui caractérise donc l'inclusion de gélose dans l'organisme, c'est la perméabilité facile de cette substance qui fait qu'après avoir servi de charpente au travail d'hyperplasie du tissu conjonctif, elle est entièrement résorbée, d'où il résulte dans la région un affaissement, un tassement consécutif qui, au bout de peu de temps, détruit tous les bons effets d'une correction quelconque.

Nous avons cru intéressant à divers titres de rappeler ici les travaux de Krammer sur la gélose. D'abord il est juste de reconnaître le mérite qu'a eu ce chirurgien d'utiliser comme moyen de prothèse une substance étrangère incluse dans les tissus. De plus, dans l'étude de la vaseline nous trouverons plus d'un point commun avec celle de la gélose et la façon dont se comporte cette dernière dans l'organisme présente une telle analogie avec celle de la vaseline qu'elle en semble comme l'exagération.

Avant d'étudier spécialement chacun des deux corps qui nous restent : vaseline et paraffine, avant de passer en revue leurs qualités et leurs défauts respectifs comme agents de prothèse, nous allons brièvement rappeler leur histoire au point de vue chimique et dire quelques mots seulement des expériences que Stein et d'autres entreprirent pour démontrer leur non-toxicité.

Dans la série des hydro-carbures saturés, dont la formule générale est $C^h H^{2h} + 2$, le premier terme est le méthane ou gaz des marais CH^4 ; l'un des derniers est la paraffine. Entre ces deux termes se trouvent tous les intermédiaires.

Les premiers sont gazeux, le méthane par exemple, les moyens sont liquides, comme l'huile de vaseline, les supérieurs sont solides comme la paraffine.

A mesure que l'on s'élève de plus en plus dans la

série, le point d'ébullition placé très bas dans les homologues inférieurs suit cette progression ascensionnelle.

Avec le point d'ébullition, la consistance varie : elle devient visqueuse, semi-fluide et les corps portent le nom d'huile paraffinée ou vaseline ; enfin on arrive aux hydrocarbures solides, cristallisables et fondant à des températures de plus en plus élevées.

La vaseline n'est donc qu'une huile paraffinée de consistance visqueuse ou bien une dissolution de paraffine dans des hydrocarbures liquides.

La paraffine, un des derniers homologues de la série : l'un par conséquent dont le point de fusion est le plus élevé, dont la consistance est la plus solide fond entre 45° et 65°. Celle du commerce est un mélange des derniers homologues ; rien d'étonnant que le point de fusion de ces diverses paraffines soit différent.

La vaseline de Gersuny était une dissolution de paraffine solide, dernier homologue de la série dans un des hydrocarbures liquides, homologues intermédiaires ; elle formait une substance visqueuse blanche fondant vers 38° ou 40°. Un produit répondant en tout point à cette vaseline serait celle vendue dans le commerce sous le nom de vaseline « Cheseborough ».

Le produit d'Eckstein est une paraffine pure, so-

lide, blanche, homogène, demi-transparente, faiblement grasse au toucher, fondant vers 65°.

Ces deux substances ont des propriétés analogues ;
elles sont absolument neutres, et par suite nullement
irritantes : l'eau, les acides, les alcalis n'ont sur elles
aucune action : la paraffine manifeste cependant une
plus grande indifférence envers les agents chimiques :
c'est d'ailleurs une excellente garantie de résistance
contre toute absorption, d'ailleurs c'est de là que vient
son nom : *parum affinis*.

Mais les deux caractères spéciaux qui en font deux
corps absolument distincts dans le procédé qui nous
occupe, c'est leur consistance et leur point de fusion
respectifs.

Avant de se livrer ainsi de propos délibéré à l'introduction de ces substances dans les tissus, on s'est
beaucoup occupé de savoir si les produits n'étaient pas
toxiques en eux. Les recherches de Stein, de Meyer
et de Juckuff à Berlin, recherches qui ont porté sur
le chien, le lapin, la souris, ont démontré qu'avec
l'emploi de vaseline absolument pure, il n'y a aucun
danger d'intoxication : c'est ainsi que chez une souris
de 15 grammes Stein a pu injecter 5 grammes de
vaseline, soit le tiers du corps, et sans aucune espèce
d'inconvénient.

II. La vaseline est donc une substance neutre et
insoluble dans l'eau, les acides et les alcalis fusibles

de 38° à 40°, elle forme un corps gras inerte sensiblement inaltérable. Si l'on injecte sous la peau un corps gras naturel, soit par exemple de l'huile d'olive ou même de l'axonge préalablement dissoute par la chaleur, ces corps s'émulsionnent au contact des liquides organiques et sont rapidement résorbés ; mais, si l'on transfuse de la vaseline au contact de la température intra-organique de 36°5 à 37°5, elle prend une semi-consistance dans un espace de temps très-court.

De fait, la vaseline en injections interstitielles ne s'assimile guère, sans toutefois pouvoir affirmer qu'elle ne subit pas à la longue une certaine désagrégation. L'absorption est, en effet, subordonnée à une série d'opérations réglées par des lois physiques bien connues : dissolution, diffusion, imbibition, osmose, capillaire et enfin résorption par pénétration dans la masse du sang. Or, la vaseline étant insoluble dans les liquides organiques tels que la lymphe et le sérum sanguin, devient désormais un véritable corps étranger parfaitement toléré par les tissus.

Cependant, la saillie formée par la vaseline collectée s'affaisse légèrement dans la suite et quelquefois une nouvelle intervention s'impose. Ce fait est dû d'abord à une désagrégation très limitée de cette substance et d'autre part, surtout à l'infiltration, à l'émigration de la vaseline favorisée par la contraction musculaire voisine. Cette infiltration n'est nul-

lement comparable à l'émigration d'un corps métalli-
que par exemple une aiguille que l'on peut voir émerger
en un point très éloigné du lieu de pénétration.
Cela tient à la plasticité de la vaseline sur laquelle la
contraction musculaire n'a qu'un effet très restreint,
aussi la vaseline n'émigre-t-elle que dans un péri-
mètre assez petit.

Une autopsie permit à Delangre de vérifier cette
théorie. Une malade âgée de 19 ans chez laquelle
avait été pratiquée, en 1900, l'extirpation d'un fibrome
douloureux du poids de 38 grammes au sein droit et
chez laquelle on avait fait, en septembre suivant, la
prothèse à la vaseline, pour parer à la déformation de
l'organe, mourut en avril 1901 des suites d'une pneu-
monie franche.

La famille permit une nécropsie sommaire, et après
une dissection de la région mammaire, on constata
que la masse de vaseline était cloisonnée, que le
centre était occupé par de la vaseline paraissant intacte et ce, donc, après un séjour intra-organique d'environ sept mois : de plus au-delà de la périphérie de
cette masse émanaient des traînées de vaseline qui
constituaient autant de prolongements radiés engagés
dans les tissus circonvoisins. L'examen microscopique de diverses coupes montra le bloc de vaseline
parcouru par des trabécules connectifs donnant lieu à
un fin réticulum emprisonnant dans ses mailles de la
vaseline assez consistante.

Ces cloisons résultent, selon toute vraisemblance, de la pénétration de la masse par de nombreuses cellules rondes dont l'agglomération dans une phase ultérieure donne lieu aux lamelles conjonctives.

Le docteur Stein de Berlin nous dit également dans une de ses lettres, qu'en effet il a constaté dans toutes ses expériences, que la vaseline après un certain séjour dans les tissus, est traversée par des trabécules de tissu conjonctif. Il se fait comme une sorte de cloisonnement, un fin réticulum circonscrivant des loges celluleuses remplies par des globules de vaseline, qui ont résisté à la résorption complète. Les coupes histologiques que ce chirurgien a présentées à Berlin sont très nettes sur ce point et montrent d'une façon très évidente, que, à l'instar de la gélose, la vaseline se laisse lentement infiltrer de petites cellules, qui plus tard, à un stade ultérieur de leur évolution, formeront ces trabécules cloisonnés, qui emprisonnent dans leurs loges les molécules de vaseline finement divisées. Il admet en effet que peu à peu la vaseline se résorbe, mais il pense que cette vaseline est remplacée par une quantité de tissu conjonctif proportionnelle à la quantité de vaseline disparue : ce qui serait pour lui l'idéal et la garantie d'un résultat plastique durable.

A la suite des polémiques, des discussions nombreuses et contradictoires que souleva l'accident de Pfannenstiel au cours d'une injection de vaseline, accident attribué par les uns à une faute de technique, par les autres à une propriété inhérente à la constitution plus ou moins solide de la vaseline employée, le professeur Meyer, de Berlin, chargea son élève Juckuff de faire de nombreuses expériences pour déterminer d'une façon exacte le coefficient de nocuité de la vaseline introduite dans l'organisme et son degré de résorption dans les tissus.

Juckuff injecta à des animaux et dans des proportions très variables de vaseline, des mélanges de paraffine solide et de vaseline dont les points de fusion variaient entre 35° et 40°.

Ces expériences amenèrent Meyer et Juckuff à comparer la vaseline injectée à ces liquides ne mouillant pas la peau et qui, introduits dans le tissu cellulaire, peuvent en raison de leur forte cohésion opposer une résistance considérable à leur absorption par les vaisseaux lymphatiques ; à l'encontre des autres liquides, mouillant la peau et d'une cohésion beaucoup plus faible, qui, une fois introduits dans le tissu cellulaire, sont bientôt aspirés dans les vaisseaux lymphatiques par un phénomène de capillarité.

Au lieu d'être, en leur point même d'incorporation, résorbés d'une façon lente sans doute mais fatale et progressive, les liquides à forte cohésion, et parmi eux la vaseline, s'étendent dans les espaces conjonctifs, s'insinuent à travers les éléments plus ou moins lâches suivant les régions du tissu connectif, y accomplissent des pérégrinations d'autant plus grandes que les éléments des tissus sont moins denses et moins serrés, que les lois de la pesanteur, que les contractions des muscles voisins, et le port d'appareils prothétiques supplémentaires favorisent davantage leur émigration.

Dans cette émigration, tout en amenant un travail hyperplasique des éléments constitutifs du tissu de connexion, la vaseline se laisse infiltrer par ces mêmes éléments comme une éponge et se transforme ainsi en une sorte « d'ouvrage tricoté analogue à une dentelle ».

Des parties de plus en plus fines se trouvent isolées de la masse injectée et primitivement compacte, et cette substance qui dès l'abord avait si fortement résisté à son absorption, devient bientôt dans ses parties périphériques, une sorte d'émulsion qui, dans un temps plus ou moins long, pourra dès lors être quelque peu résorbée par les vaisseaux lymphatiques et pénétrer même dans le système ganglionnaire.

Ainsi s'explique pour Juckuff le cas d'un cobaye ayant reçu une injection de 8 centimètres cubes d'un mélange de paraffine solide et de vaseline, coloré à la chlorophylle et ayant un point de fusion de 35°, à l'autopsie duquel on trouva le système ganglionnaire envahi tout entier, alors que l'injection avait été faite dans une seule moitié du corps.

Tout en admettant en partie, les déductions sur

l'émigration facile à distance, sur la résorption lente sans doute, mais certaine de la vaseline liquide ou à point de fusion peu élevé; nous ne pensons pas qu'il faille généraliser à l'homme d'une façon trop rigoureuse, le résultat des expériences précédentes.

Rappelons en effet que Meyer et Juckuff opéraient dans leurs essais avec des masses de vaseline énormes, par rapport au poids de leurs victimes, que cette vaseline était injectée dans le tissu cellulaire sous-cutané d'animaux à peau lâche et mobile ; que d'autre part ils faisaient subir à ces même animaux des massages, des frictions, des pétrissages, tendant à favoriser l'émigration de la masse injectée et qui sont autant d'exercices à éviter dans la mesure du possible sur un nez fraîchement restauré.

Tout en faisant ces réserves nous sommes forcé d'avouer que ces inconvénients ont été déjà signalés chez l'homme dans quelques injections à l'intérieur de tissus lâches : tels que le scrotum et les paupières. Là aussi, favorisée par des contractions musculaires, la vaseline avait émigré avant l'encapsulement définitif de cette substance.

Qu'à cette propriété émigratrice que possède la vaseline, en raison de sa composition chimique, sa consistance, son point de fusion, son organisation conjonctive plus ou moins éloignée, vous ajoutiez encore la contraction des muscles voisins, vous aurez aussitôt l'explication de ce tassement consécutif à quelques opérations et qui nécessite quelquefois, comme le dit Delangre, une seconde intervention.

Non seulement la contraction des muscles peut favoriser à elle seule cette émigration à distance de la vaseline, mais quelquefois elle y est aidée par le port d'un appareil de contention, porté par mesure de sécurité.

Nous faisons allusion à une observation de cure de hernie, qu'a bien voulu nous procurer le professeur Gersuny et que nous citerons dans le cours de ce travail, dans laquelle la vaseline injectée au pourtour d'un orifice herniaire, avait fusé sous la pression et l'échauffement du bandage à une distance assez notable du point injecté. Ce qui, dans le cas présent, soit dit en passant, n'avait nullement changé l'excellent résultat obtenu d'abord.

Léonard Hill a relaté, à une séance de la « British medical association », un cas dans lequel, après un résultat en apparence magnifique, la vaseline avait émigré d'une façon désastreuse pour le patient : en effet, douze mois après l'intervention, les yeux étaient complètement clos par la vaseline : « *the eyes were completely closed by the escaped wax.* »

Nous-même, après nous être injecté dans une cuisse gros comme une noisette de paraffine solide, dans l'autre un bon centigramme de vaseline liquide, avons constaté, au bout d'un mois environ, la présence intacte de la paraffine et la disparition ou plutôt l'éta-

lement en nappe et à distance de la vaseline injectée
et par suite disparition ou affaiblissement notable de
la saillie primitivement obtenue.

La façon dont se comporte la vaseline dans les tissus
est donc bien différente de celle de la gélose car, comme
nous l'avons vu plus haut, tandis qu'on ne retrouve
plus une seule parcelle de gélose au bout d'un mois,
il a été donné comme précédemment à Delangre de
trouver au bout de sept mois dans les loges celluleuses
une bonne partie de la vaseline injectée. Nous pensons donc que la résorption de la vaseline quoique certaine est minime ou excessivement lente tout au moins
pour cette raison que la vaseline, à l'encontre de la
gélose, ne possède aucune propriété de nature à favoriser son absorption.

Cependant, si légère que soit sa résorption, elle devient appréciable si à ce coefficient d'infériorité vis-
à-vis de la paraffine que nous décrirons tout à l'heure,
nous ajoutons celui de son émigration facile étudiée
plus haut. Cette émigration est rendue plus facile
encore par cette infiltration périphérique de cellules
rondes, de phagocytes et de vaisseaux néoformés.

En résumé, sans avoir le degré de perméabilité de
la gélose, sans être comme elle complètement résorbée au bout d'un laps de temps très court, il est certain que la vaseline, comme le montrent parfaitement
les coupes histologiques, peut servir de charpente à
l'édification du tissu conjonctif hyperplasié. Il s'ensuit

naturellement une désagrégation partielle d'autant plus accentuée, qu'on se rapproche davantage de la périphérie, d'où légère résorption, si minime et si lente soit-elle.

A cela ajoutez la facilité avec laquelle elle émigre, en raison de son point de fusion trop bas et de sa consistance trop faible et vous serez aussitôt fixés sur les aléas sans nombre que cette substance, dans son inclusion au milieu des tissus, peut présenter, tant au point de vue de l'instabilité du résultat, que des dangers d'embolie ou d'émigration à distance.

III. En présence de l'instabilité aussi grande de la vaseline, de son émigration facile à distance, de sa résorption probable et du réel danger qu'il y a à introduire dans l'organisme une substance neutre, il est vrai, mais fusible vers 38° ou 40°, alors que le corps dans certaines maladies atteint des températures supérieures, Eckstein reprit l'étude de la question. Il rechercha une paraffine dont le point de fusion fût de beaucoup supérieur à la vaseline employée par Gersuny. Après de minutieuses recherches et des expériences très variées, il parvint à résoudre le problème et à trouver par des mélanges de paraffine une substance dont le point de fusion avoisinait 60°.

Ce qui caractérise tout d'abord ce produit préconisé par Eckstein c'est sa rapide solidification.

Injecté dans un milieu dont la température est

bien inférieure à la sienne, il se refroidit presque instantanément et pour cette raison ne saurait être la source d'embolies. Fixé par là même il ne peut non plus émigrer à distance par contraction des muscles ou par attouchements divers. Cette paraffine reste en place, et conserve le modelage que l'opérateur lui a façonné pendant qu'elle se refroidissait sous la peau.

Un autre avantage que présente la paraffine solide c'est que la résorption en est absolument nulle, contrairement à ce que nous trouvons avec la gélose où elle est totale, avec la vaseline où elle est appréciable.

Des expériences faites sur des lapins ont montré qu'après un délai de six mois pas la moindre fraction de la masse injectée n'était disparue, le poids de la paraffine était resté identiquement le même.

En effet, au bout d'un temps très court, il se forme autour du produit une capsule de nature conjonctive, dans laquelle on ne retrouve ni éléments cellulaires, ni vaisseaux sanguins ; tout travail d'absorption est donc rendu impossible. On y remarque également que nulle part le tissu conjonctif n'a pénétré dans la masse comme cela s'observe dans les injections de vaseline.

Dans ses recherches Eckstein a fait des coupes histologiques prélevées sur ses inclusions de paraffine expérimentales et d'une façon très nette on y voit l'encapsulement de la matière injectée.

Voulant également se rendre compte du résultat éloigné chez l'homme, le docteur Brockaert injecta dans un but d'expérience, sous la peau d'une de ses clientes, environ 1/2 centimètre cube de paraffine. Après quatre semaines, la masse injectée fut extraite par une petite incision cutanée et il put constater que déjà s'était formée une véritable poche kystique.

Au centre d'une coupe histologique, faite sur un tissu, dans lequel est incluse depuis six mois de la paraffine, on aperçoit un bloc compact qui représente la paraffine ; sur le pourtour de cette masse se détache nettement un feutrage dense et serré de cellules conjonctives qui forment une sorte de coque à la périphérie du bloc et l'englobe d'une façon immuable.

Il s'est fait là un travail hyperplasique du tissu conjonctif ambiant et ce travail de prolifération, par un processus analogue à celui qui préside à la formation des encapsulements des corps étrangers, forme tout autour de la matière prothétique une sorte de poche kystique qui la maintient à l'endroit où elle fut injectée.

Le docteur Brockaert avait eu l'obligeance de nous adresser une coupe, dans laquelle tous les détails ci-dessus décrits, se voyaient d'une façon parfaite. Malgré toutes les précautions prises pour lui éviter tous les aléas d'un si long voyage, elle n'a pu résister aux heurts et secousses de notre service postal. Nous sommes désolé de ne pouvoir la reproduire dans notre travail ; qu'à cette occasion M. le docteur Brockaert reçoive tous nos remerciements et nos regrets.

Aux Etats-Unis on a fait également d'assez intéressantes recherches, dans le but de bien déterminer ce que devenait la paraffine injectée dans le tissu connectif et de ces travaux on a conclu que « it becomes surrounded with connective tissue » (elle est entourée, enkystée par le tissu conjonctif).

En résumé, la paraffine d'Eckstein est, ainsi que nous l'avons décrit plus haut, une paraffine pure, homogène, solide, à texture cristalline, blanche, demi-transparente, faiblement grasse au toucher et fusible à 65°.

Comme la vaseline, c'est un corps neutre, non toxique, mais elle présente sur cette dernière des avantages incontestables à plusieurs points de vue :

Elle se solidifie rapidement, par suite elle ne s'épanche pas dans le voisinage et ne peut produire d'embolie.

Son point de fusion étant notablement au-dessus de la température normale et anormale du corps, elle ne saurait avoir de ces variations de consistance qui pourraient, dans la suite, compromettre les bons résultats primitivement obtenus.

Son encapsulement rapide assure sa fixité dans l'endroit où l'injection la dépose.

Sa résistance à tout travail d'infiltration, sa consistance, et sa fixité par encapsulement la mettent à l'abri de toute résorption et de toute émigration intempestive.

Il semble donc que la paraffine d'Eckstein, à point de fusion élevé, présente, de par ses qualités physiques et chimiques, toutes les garanties désirables comme résultats plastiques immédiats et durables.

CHAPITRE III

Exposé de la méthode de Gersuny. Observations.
Critique de la méthode.

En 1900, vers la fin du mois de septembre, le docteur Gersuny (de Vienne) faisait paraître dans le *Zeitschrift für Heilkunde,* un article sur une méthode nouvelle de prothèse par des injections de vaseline.

Depuis « bien des années », cet auteur avait remarqué, à l'occasion de certains procédés thérapeutiques, qu'un corps liquéfié par la chaleur et solidifiable à une température voisine du corps, peut être toléré par les tissus d'une façon parfaite et y servir de tissu de remplissage, s'il est introduit d'une manière aseptique.

La réaction qui en résulte, disait-il encore, est pour ainsi dire insignifiante et la masse reste apparemment invariable, là où elle est injectée.

Il n'avait jamais songé jusque-là à en tirer des conclusions pratiques, applicables à la prothèse.

Reprenant alors ses expériences il eut l'idée très ingénieuse d'en tirer parti pour remédier à certaines difformités acquises ou congénitales d'ordre traumatique ou pathologique.

La matière employée par Gersuny et son école est une vaseline blanche, préparée par un mélange de paraffine solide et de paraffine liquide.

C'est une vaseline pure, et non un produit quelconque du commerce ; quelquefois on lui associe 5 0/0 de cire (Delangre) pour lui donner un peu de consistance.

On la stérilise pendant quinze à vingt minutes dans une capsule de porcelaine, ou au bain-marie, ou même dans une étuve sèche.

Lorsqu'elle est refroidie, mais encore liquide ou semi-liquide, on l'injecte au moyen d'une seringue de Pravaz ou de Roux, dans les tissus sous-dermiques ou sous-muqueux.

On peut hâter le refroidissement de la seringue et de la vaseline en l'arrosant d'eau froide. La vaseline doit sortir de l'aiguille sous l'aspect d'un fil fin vermiforme.

Quand il y a lieu de pratiquer plusieurs injections pour obtenir le résultat souhaité, on laisse l'aiguille à demeure, pour éviter au patient des piqûres réitérées.

Quelquefois on peut insensibiliser la région où l'on opère, en infiltrant quelques gouttes d'une solution de cocaïne à 5 0/0, ou d'une solution de Scheich.

Le nettoyage de la seringue se fait à l'éther, le meilleur dissolvant de la vaseline.

La première fois que Gersuny appliqua sa méthode, ce fut dans le cas d'une double castration pour orchi-épididymite tuberculeuse. Voici l'observation de ce malade traduite et résumée, d'après l'observation originale du docteur L. Moszkowicz.

OBSERVATION I (Gersuny).

*Prothèse testiculaire après castration totale pour
orchi-épididymite double tuberculeuse.*

Le 30 mai 1899, injection de 8 centimètres cubes de vaseline dans la partie gauche du scrotum ; quinze jours après, injection de 5 à 6 centimètres cubes dans la partie droite.

Dans les derniers jours de juin, nouvelle inclusion de 3 centimètres cubes à gauche, de 2 centimètres cubes à droite ; quelque temps après, autre injection de 3 centimètres cubes à droite.

Le 18 mai 1900, à la palpation, on perçoit dans le scrotum deux tumeurs de consistance cartilagineuse et qui n'occasionnent aucune gêne, aucune douleur.

En mai 1901 le malade revient : même état. Jamais il n'a souffert, mais pendant une fièvre typhoïde qu'il eut dans le cours de l'année 1900, il s'aperçut que ces pseudo-testicules s'étaient sensiblement ramollis et formaient alors une seule masse confluente. Avec l'abaissement de la température l'état primitif se rétablit.

Résultat parfait et durable.

Dans cette observation il est intéressant de retenir, en faveur de la méthode, la persistance pendant deux ans du bon résultat obtenu au point de vue esthétique, bien entendu, et les conséquences heureuses consécutives, sur le moral du patient qui, primitivement, semblait très affecté de son état antérieur.

Par contre, rappelons-nous l'incident que le malade remarqua lui-même pendant la fièvre typhoïde qu'il eut en 1900. Cette fusion de la vaseline, mise en évidence par la confluence de deux masses injectées en des points différents et causée par des températures anormales, est à coup sûr un des points faibles du procédé et ne présente pas toutes les garanties désirables en pareille occurrence.

Delangre eut également l'occasion d'appliquer ce procédé chez deux patients, dans le but de remplacer un testicule tuberculeux dont l'ablation avait été pratiquée de longs mois auparavant. On peut, dit-il, considérer cette indication comme le triomphe de la méthode, car la palpation de la région scrotale donne l'illusion complète d'un testicule dans les bourses. Ce résultat se maintient dans l'un des cas depuis un an environ et dans l'autre depuis quatre mois. (Congrès français de chirurgie, 14e session, Paris, 1901.)

Encouragé par son premier succès, Gersuny appliqua dans la suite son procédé dans des cas d'une banalité courante aujourd'hui, tels que ceux de cicatrices vicieuses ou d'ensellures du nez. Pour ne pas surcharger notre travail, nous dirons seulement que là encore l'application de sa méthode lui donna pleine satisfaction.

Dans la séance du 30 octobre 1900 de la Société d'obstétrique et de gynécologie de Vienne, Gersuny rendait compte d'un cas d'incontinence d'urine, dans lequel il venait d'obtenir un résultat merveilleux et des plus encourageants. Ici la méthode s'affirmait avec un nouveau caractère de haute valeur, au point de vue pratique, car elle s'appliquait à une affection contre laquelle de nombreux traitements chirurgicaux avaient été vainement entrepris et qui semblait devoir demeurer incurable. Grâce à deux injections de vaseline, le chirurgien parvint à refaire de toutes pièces un sphincter vésical qui rétablissait le fonctionnement du col de la vessie et délivrait la malade de sa pénible infirmité.

OBSERVATION II (Gersuny).

Injection de paraffine dans une incontinence d'urine.

La femme H. B..., présente depuis son premier accouchement (février 1895) une fistule vésico-vaginale considérable.

En 3 ans, elle subit une série d'opérations :

Avivement et accolement des parois fistulaires ;

Torsion de l'urèthre (gangrène de la partie tordue) ;

Invagination du col de la vessie, etc..., destinées tant à la fermeture de sa fistule, qu'à remédier à une incontinence rebelle à toute espèce de procédés chirurgicaux.

Le 19 juillet 1898 la malade revient pour tenter une dernière chance de succès.

Etat de la malade à cette époque :

Elle présente, dans la région du vestibule, un orifice dans lequel la première phalange du petit doigt peut être insinuée facilement. On arrive ainsi sur le col de la vessie que l'on sent solidement entouré par les parois dures et cicatricielles de ce trou.

Par cet orifice deux replis de la muqueuse vésicale de la grosseur environ d'un haricot sont procidents et légèrement réductibles.

Quand ces deux replis, abandonnés à eux-mêmes, sont prolabés, ils obturent librement le trou, retenant complètement l'urine dans la position couchée, et une partie seulement dans la position verticale.

Malgré une intense inflammation gonorrhéique, le traitement fut commencé aussitôt.

1° Injection de cocaïne dans la circonférence de tissu la plus rapprochée du col vésical ;

2° Injection d'un peu de vaseline dans les replis prolabés de la muqueuse vésicale.

A la suite de cette dernière injection, les replis légèrement épaissis réintègrent avec quelque difficulté dans la cavité de la vessie, mais ne retombent plus.

On circonscrit alors le col vésical, dans les tissu sous-muqueux de la vessie, à travers les parois du vestibule et du vagin, par une série d'injections de vaseline distantes de quelques millimètres chacune.

Trois centimètres cubes furent ainsi injectés et comme résultat immédiat de cette opération, on sentait la muqueuse vésicale transformée par le moyen, en bourrelet interne, fermant d'une façon absolument hermétique l'orifice de la vessie.

De l'eau injectée séjourna pendant deux heures, sans que ce sphincter vésical en perdît une seule goutte. Après ce délai, la malade dut être cathétérisée, ne pouvant volontairement vider sa vessie.

Le soir et le lendemain de l'opération nouveaux cathétérismes.

Les jours suivants nouvelle incontinence dans la station debout et la marche.

Le 26 juillet, c'est-à-dire huit jours après, autre injection de trois centimètres cubes dans le bourrelet de vaseline, résultat de la première injection. Ce qui portait à six le nombre de centimètres cubes injectés autour du col.

Continence d'une heure et demie environ.

Violent ténesme causé en partie par la gonorrhée préexistante.

Pendant trois semaines cette gonorrhée fut soignée et quand la malade partit le 25 août elle était tellement améliorée qu'elle pouvait garder son urine pendant cinq heures.

Le sphincter de vaseline était intact. Treize mois après la malade écrivait au professeur Gersuny. « Mon état persiste à être excellent : je conserve mes urines huit à dix heures et ne fais qu'un vœu : C'est que cette amélioration continue. »

S'appuyant sur la communication de Gersuny, un chirurgien de Breslau, Pfannenstiel, employa la méthode de son confrère de Vienne pour un cas d'incontinence d'urine analogue à celui qui avait donné à Gersuny de si beaux résultats.

Il eut un échec complet, au point de vue du rétablissement fonctionnel de l'organe, et de plus sa malade présenta tous les symptômes graves d'une embolie pulmonaire.

Dans le *Centralblatt fur Gynœcologie* du 12 janvier 1901, il publia le compte rendu suivant.

OBSERVATION III (Pfannestiel)

Incontinence d'urine.

Mme B. F..., âgée de 37 ans, présentait une incontinence d'urine, suite d'une extirpation partielle de l'urèthre.

En janvier 1900 cette femme avait déjà subi une hystérectomie vaginale totale pour carcinome de l'utérus.

Le 25 octobre 1900 la malade présente à l'examen une tumeur grosse comme une noisette à la paroi antérieure du vagin ; c'était une récidive.

Le 27 octobre, extirpation totale de l'urèthre et de tous les tissus voisins, jusqu'au col de la vessie.

L'ouverture de cet organe était alors béante d'où incontinence complète.

Le 23 novembre, injection de vaseline en cercle autour du col. A l'examen, en écartant les lèvres, on voyait, à la place du canal de la vessie, une dépression vestibulaire d'environ deux centimètres, au milieu de laquelle se trouvait une ouverture accessible au petit doigt.

Comme dans le cas de Gersuny, deux bourrelets, deux bourrelets de muqueuse épais proéminaient hors d'elle, en avant. Pour restreindre cette ouverture, on injecta 30 centimètres cubes de vaseline fusible à 45°, sur le bord de cette ouverture et en partie dans la muqueuse prolabée de la vessie.

On fit une injection en arrière, latéralement et en avant.

Les petites tumeurs consécutives, de la grosseur d'un pois sec, confluaient les unes vers les autres, de sorte que l'injection terminée, le col proéminait en avant et l'entrée de la vessie était rétrécie, au point de ne permettre que le passage d'une sonde mince.

La malade, ramenée à la salle, présenta alors tous les symptômes caractéristiques d'une embolie pulmonaire: point de côté,

dyspnée intense, accélération du pouls, hyperthermie, cyanose,
hémoptysie, etc...

Pendant trois jours, l'issue fatale fut imminente d'autant
qu'une céphalalgie violente, suivie de vomissement, faisait sup-
poser qu'elle pouvait avoir aussi une embolie cérébrale.

La malade guérit cependant.

Quant à l'état fonctionnel de son sphincter vésical, Pfannenstiel dit que l'état est tel qu'autrefois, bien que l'ouverture
de la vessie ait été rétrécie fortement : quand la malade est debout l'urine coule goutte à goutte lentement et, quand elle est
couchée, elle ne peut retenir l'urine que pendant une demi-
heure.

Le double insuccès de Pfannenstiel doit être dû,
d'après Gersuny lui-même, pour l'embolie : soit à l'injection à plein canal dans un vaisseau d'une vaseline
trop fluide, soit à une thrombose des veines vésicales,
d'où embolie secondaire; pour l'insuccès fonctionnel, à
une faute de technique.

La thrombose des veines vésicales est plutôt ici
hypothétique ; il semble plus logique au contraire
d'admettre que l'accident de Pfannenstiel vient de
ce que ce chirurgien fit son injection trop tôt après
une opération ; alors que l'absorption de la vaseline
peut se faire, comme le remarque Delangre, à plein
canal par les vaisseaux dont le caillot n'est pas suffisamment organisé.

Pfannenstiel avait employé une vaseline fusible à
45° et par conséquent solide à la température des
appartements ; Gersuny, dans son procédé, recom-

mandait au contraire une vaseline ayant, à la température extérieure, une consistance d'axonge et sortant
de l'aiguille de la seringue en un fil très fin à l'instar
d'un comédon. Cette sorte de vaseline présentait une
semi-fluidité permettant de l'injecter dans les tissus,
et en même temps une semi-consistance l'empêchant
de cheminer facilement dans un vaisseau de moyen
calibre.

Pfannenstiel, au contraire, dut liquéfier sa vaseline
pour l'injecter dans les tissus, et comme le point de
fusion de cette vaseline ne présentait pas assez d'écart
avec la température normale des tissus, elle conserva
sa fluidité assez longtemps pour être entraîné à
distance.

Si cette vaseline avait eu, au contraire, comme
dans le procédé Eckstein, un point de fusion voisin de
68° elle eût été solidifiée presque instantanément
dans un tissu dont le degré de température est 37.

C'est ainsi que, personnellement, nous croyons pouvoir expliquer cet accident survenu à Pfannenstiel.

Quant à son insuccès fonctionnel, nous pensons
qu'il est dû à ce que, modifiant la technique de Gersuny, il omit de réintégrer à l'intérieur de la vessie
les replis de la muqueuse prolabés et gonflés de vaseline. Il ne le dit pas à la vérité dans son observation.
Cependant il écrit qu'après l'injection, le col était
proéminent en dehors de la vessie, alors que, dans le

cas de Gersuny, ce col présentait l'aspect contraire et proéminait dans la vessie.

Pfannenstiel obtint un rétrécissement et non une occlusion complète.

Il semble que la continence soit due, en grande partie, aux replis de la muqueuse réintégrés et serrés les uns contre les autres, obstruant ainsi le col de la vessie. S'ils sont à l'intérieur, la pression musculaire augmentée de celle de l'urine tend à accoler d'une façon intime, les replis de muqueuse et s'ils sont extérieurs, cette même pression tend à les écarter.

Nous avons tenu à discuter d'une façon détaillée, ce cas malheureux, car il serait injuste, si la méthode par elle-même est intéressante et destinée à soulager les nombreux désespérés que sont les incontinents incurables, qu'elle fût condamnée à tout jamais et sans appel sur la relation d'un insuccès dû à une technique défectueuse, ou à un concours de circonstances exceptionnellement malheureuses.

Quelque temps après l'accident de Pfannenstiel, Kapsammer traita par le même procédé trois incontinences d'urine. Il en fit le rapport à l'Académie de Vienne, et conclut à l'excellence de la méthode, comme résultat, bien qu'il eût aussi une assez vive alerte chez une de ses patientes qui présenta les signes précurseurs d'une légère embolie.

OBSERVATION IV

(Kapsammer).

Incontinence d'urine.

Cette malade, âgée de 34 ans, présente une incontinence, suite d'application de forceps, ayant accasionné une déchirure de la paroi uréthro-vaginale.

Injections de vaseline par le professeur von Frisch, la première de 6 centim. sans résultat ; la seconde également de 6 centimètres.

La patiente eut du ténesme désagréable et la sensation d'un corps étranger dans le rectum.

Quarante huit heures après tout était rentré dans l'ordre et la malade partait, considérée comme guérie.

Six mois après l'opération, le résultat était le même.

OBSERVATION V

(Kapsammer)

Incontinence d'urine.

Cette malade, âgée de 37 ans, est atteinte d'incontinence, suite de cystite chronique. Cette incontinence se manifestait quand elle marchait longtemps, travaillait péniblement, toussait ou riait.

Injection de 12 cc. en deux séances.

Sensation de froid, céphalalgie, essoufflement, quintes de toux, température de 38°9 : un point de côté douloureux, pas d'hémoptysie.

Cinq jours après la deuxième injection, la malade était bien portante et la continence était absolue.

Dans ces deux cas le professeur von Frisch introduisit son doigt dans l'urèthre et injecta toute la masse de vaseline dans le point le plus rapproché du col de la vessie.

Peut-être doit-on attribuer à la dilatation forcée de l'urèthre la température constatée.

Malgré l'excellent résultat obtenu, nous devons constater que dans ce cas, comme dans celui de Pfannenstiel, la malade semble avoir eu, à un degré bien moindre cependant, les symptômes d'une embolie probable.

OBSERVATION VI

(Kapsammer).

Incontinence d'urine.

Cette malade, âgée de 32 ans, mariée, avait une incontinence d'urine depuis sa jeunesse.

Après un accouchement difficile et au forceps, l'incontinence avait augmenté.

Après des tentatives de faradisation inutiles, on eut recours aux injections de vaseline.

On introduisit 8 cc. de cette substance dans le voisinage du col de la vessie, dans la paroi vaginale et la masse entière fut déposée au même endroit.

La malade ne présenta consécutivement aucune réaction, depuis elle va très bien.

Le procédé de Kapsammer, qui consiste à déposer à un seul endroit du col de la vessie, une masse de vaseline assez volumineuse, produisant un état analogue à une prostate hypertrophiée chez l'homme, peut sans doute suffire dans les cas d'incontinence avec urèthre conservé ; mais quand l'urèthre manque d'une façon totale, le procédé de Gersuny avec soupape et sphincter est au contraire indiqué.

Voici comment il est le plus rationnel d'expliquer cette rétention d'urine obtenue, et particulièrement dans le procédé de Gersuny avec sphincter de vaseline complet.

La muqueuse de la vessie, à la façon d'une bourse plissée dans le sens de la longueur, passe à travers l'orifice étroit de l'anneau de vaseline et se trouve ainsi resserrée comme une hernie au collet du sac.

La solidité de l'anneau et par suite la sécurité de fermeture de la vessie est due en grande partie à l'élasticité des tissus qui enveloppent la vaseline et qui lors de l'injection sont distendus et par là sollicités à une contraction plus énergique ; en partie aussi aux faisceaux circulaires des muscles vésicaux entourant l'anneau de vaseline.

A une séance de la Société d'obstétrique et de gynécologie de Vienne, Halban (de Vienne) fit un rapport avec présentation d'une malade guérie, sur un cas de cystocèle traité par des injections de vaseline.

OBSERVATION VII (Halban).

Cystocèle.

L'auteur avait songé à employer la vaseline dans le but de lormer au prolapsus utérin une sorte de pessaire sous-muqueux.

L'injection fut indolore.

L'aiguille d'une seringue de Pravaz fut enfoncée sur la hauteur du cystocèle, à un centimètre environ derrière le sphincter de la vessie.

Injection d'abord vers la droite, puis en partant de l'ouverture de la piqûre vers la gauche, jusqu'à la limite latérale du cystocèle.

Cela représentait un demi-cercle de vaseline entre la paroi du vagin et de la vessie.

Après l'injection d'une quantité d'environ 20 à 25 cc., on réduisit le cystocèle et on introduisit un pessaire pour 24 heures afin que la vaseline se solidifiât dans la position normale de l'organe.

Le pessaire enlevé, la femme ne put faire prolaber l'organe, malgré ses plus grands efforts.

L'auteur ajoute qu'ayant renouvelé la méthode chez trois autres femmes atteintes de cystocèle, il a été « *extraordinairement satisfait du résultat* ».

A la suite de son succès dans la prothèse testiculaire et dans l'incontinence d'urine, Gersuny eut l'occasion d'appliquer sa méthode à un cas tout différent. Il s'agissait de remédier à un défaut de prononciation consécutif à la guérison d'une division du voile du palais : le résultat en fut des meilleurs comme on va le voir.

Observation VIII (résumée)

(D'après Gersuny.)

Amélioration du langage dans le cas d'une fissure palatine.

Une jeune femme de 18 ans, après une opération de gueule de loup subie il y a deux ans, avait conservé une voix nasonnante, une parole embrouillée, et ne pouvait articuler certaines syllabes en particulier le mot « gué », le voile du palais ne pouvant être amené en contact avec la paroi postérieure du pharynx.

Après l'injection de 3 centimètres cubes de vaseline dans le voile du palais, le son « gué » pût être articulé d'une façon irréprochable.

Si gonflé qu'il pouvait être, le voile n'était pas cependant en contact intime avec la paroi postérieure du pharynx et une communication persistait entre l'arrière-cavité des fosses nasales et le pharynx, pendant la phonation.

On se décida à injecter de la vaseline dans la paroi même du pharynx, pour la rapprocher du voile du palais.

En mars 1900 on injecta à la malade 10 centimètres cubes de vaseline et on ne la revit qu'en février 1901.

A cette époque, quand cette malade prononçait distinctement le son « gué » on sentait sur la paroi du pharynx une tumeur dure et convexe.

Si la malade déglutissait ou prononçait la voyelle (a), le voile était attiré, ainsi qu'il l'est normalement vers la paroi postérieure du pharynx. A ce moment, on constatait cependant, qu'il existait encore des points où la juxtaposition n'était pas complète entre le bord du voile et la paroi postérieure du pharynx, déjà bombée par une première injection.

On injecta de nouveau 20 centimètres cubes en séance de 2 à 3 centimètres cubes dans les environs de la première tumeur ;

la juxtaposition fut alors complète, grâce à la tumeur plate et large que formait la vaseline incluse dans la paroi postérieure du pharynx.

Cette même malade n'avait pas de maxillaire intermédiaire ; elle portait une prothèse, qui suppléait aux incisives supérieurs absentes, et relevait la lèvre supérieure effondrée ; fermant ainsi toute communication entre la cavité buccale et les fosses nasales.

Par une injection de vaseline dans la muqueuse qui tapissait cette dépression à forme échancrée, elle fut notablement diminuée, et par des injections dans la lèvre supérieure, on forma une sorte de masse charnue s'enfonçant comme un coin dans l'espace intermaxillaire et soulevant la lèvre de telle façon qu'une prothèse bien plus petite suffit maintenant à cette malade.

La quantité de vaseline injectée fut environ de 5 centimètres en plusieurs séances.

A l'occasion de cette observation, nous rapporterons les deux cas traités avec succès par Eckstein dans le service de Wolf. Ces deux malades présentaient également des fissures palatines entraînant des troubles du langage ; Eckstein leur appliqua le procédé de Gersuny et constata dans cette occurrence que la vaseline injectée dans la luette et le voile du palais donne de moins beaux résultats que lorsqu'elle est incluse dans la paroi postérieure du pharynx. cette dernière intervention produisant, comme nous l'avons dit plus haut, une tumeur large et convexe sur laquelle s'applique exactement le voile du palais.

Stein, au contraire, n'admet pas l'injection intersti-tielle dans la paroi postérieure du pharynx. Le pro-duit injecté, dit-il, dont on ne peut suivre la marche, peut fuser dans le médiastin en raison des lacunes du tissu conjonctif de la région : d'ailleurs les injections dans le voile du palais donnent d'excellents résultats.

Stein a traité en effet, de cette façon et avec suc-cès, un cas de fissure palatine.

Dans un certain nombre d'autres cas de fistules variées, faisant communiquer la cavité buccale avec l'extérieur ou bien avec les fosses nasales, Gersuny obtint d'excellents résultats en appliquant son pro-cédé.

Alt de Vienne expérimenta les injections de vase-line blanche dans un cas de fistule mastoïdienne con-sécutive à une opération radicale. Après une injection d'environ un demi centimètre cube, il ne persistait plus qu'une petite fistule punctiforme, conduisant dans la cavité épidermisée. Il eut d'autre part l'occasion d'uti-liser cette méthode dans une foule de malformations du pavillon de l'oreille.

Voici, brièvement résumées, les deux observations qu'Alt, de Vienne, cite dans un travail que publia le *Monatschrift für Ohrenheilkunde*, et relatif à cer-tains cas d'injections de vaseline.

Observation IX (Alt).

Fistule mastoïdienne.

M. N. R..., 47 ans, subit il y a deux ans la cure radicale d'une otite moyenne suppurée chronique, compliquée de cholésteatome du côté droit.

Récidive et nouvelle opération : à la suite de l'intervention on laissa la plaie rétro-auriculaire ouverte.

La cavité s'était épidermisée et c'est cette ouverture persistante rétro-auriculaire, grosse comme un haricot, que l'auteur ferma de la façon suivante :

A deux endroits opposés, injection de cocaïne.

Injection de vaseline blanche selon le procédé de Gersuny.

Piqûres en quatre points différents sur le pourtour arrondi de la fistule : la quantité injectée fut d'un demi-centimètre cube de vaseline.

Réaction légère, fistule fermée.

Observation X (Alt.)

Déformation du pavillon de l'oreille.

Cette intervention a été faite sur le même individu.

A la suite de sa cure radicale, une périchondrite du pavillon s'était déclarée et par suite le cartilage de la conque avait été détruit presque en entier.

L'oreille d'un aspect difforme, s'était rapetissée et toute l'hélix s'était retroussé en dedans.

Injections répétées de quelques millimètres cubes de vaseline, une fois par semaine, et à différents endroits de la surface antérieure de la conque de l'oreille.

Le retroussement de l'hélix fut corrigé, et l'oreille redevint aussi longue, aussi large que celle du côté opposé.

Réaction assez intense ; léger œdème sans grande douleur cependant, et qui disparut au bout de quelques jours.

Trois séances furent nécéssaires ; le malade fut absolument enchanté de l'intervention.

Observation XI (Gersuny)

*Injection de vaseline dans le cas d'insuffisance
du sphincter anal.*

Le 1ᵉʳ octobre 1896, ablation du rectum chez un homme de 54 ans pour un carcinome situé à 5 centimètres au-dessus de l'anus.

Abaissement de la portion terminale de l'intestin et torsion de 270° dans le but de faire un sphincter factice.

Fixation de l'intestin ainsi tordu à la place du rectum réséqué.

Résultat médiocre, le malade perd ses matières. En janvier 1898, nouvelle opération pour adhérences cicatricielles ; résection du coccyx, torsions de l'intestin à 180°. Anus sacré ; résultat médiocre. Continence relative.

En 1901, le malade revient se plaignant d'un prolapsus rectal très pénible, perdant les selles liquides, et condamné à porter d'une façon perpétuelle un fastidieux et dégoûtant pansement.

A l'examen, le malade présente un anus de peau cicatricielle béant et large de quatre doigts, par lequel sort, quand le malade fait un effort, un prolapsus gros comme un œuf de poule.

Le 12 janvier 1901 : Injection de 12 cmc. de vaseline sous la muqueuse qui dépasse, une fois cette tumeur devenue turgescente on la réduit.

Une fois réduite, elle ne sort plus même en poussant. Consécutivement le malade eût du ténesme, mais sans continence pour cela.

Huit jours après, injection de 6 cmc.

Au bout de trois semaines, nouvelle injection de 8 cmc. Ces deux dernières injections furent faites à la ligne de démarcation entre la peau et la muqueuse : l'anus se rétrécit.

Depuis, le malade a nettement la sensation spéciale que provoque la présence d'une selle dans le rectum : il retient facilement les selles molles et solides, mais très imparfaitement encore les selles liquides.

L'anus est entouré d'un anneau de peau dure qui laisse facilement passer un doigt.

En mai 1901, même état; on sent les tumeurs bosselées de vaseline, sur le pourtour de l'anus et dont l'engrènement favorise la rétention des matières solides et molles, lesquelles ne sont expulsées qu'après effort.

Les selles liquides ne sont encore qu'imparfaitement retenues.

OBSERVATIONS XII (Gersuny).

Fistules anales.

Homme de 51 ans, présentant des fistules à l'anus, consécutives à des abcès de la marge.

Le 10 janvier 1900, ouverture des fistules, section du sphincter d'où cicatrices consécutives profondes et déprimées amenant de l'incontinence, même des matières solides.

Le 5 novembre 1900, nouvelle opération, excision des cicatrices, libération des masses cicatricielles, etc.

Résultat médiocre : anus en infundibulum : contraction imparfaite du sphincter.

Occlusion incomplète occasionnée par trois cicatrices radiales qui rendaient ainsi la juxtaposition de la muqueuse impossible à cause de leur rigidité. ·

L'injection d'un liquide dans l'anus ressortait aussitôt.

Le 18 janvier 1901, injection de 8 cc. de vaseline ; une semaine plus tard nouvelle injection de 8 cc.

Soulèvement des cicatrices ; rétrécissement notable : le doigt est serré dans l'anus et les liquides ne ressortent qu'en poussant.

Deux semaines plus tard, injection de 15 cc., les liquides injectés ne sortent plus même en poussant.

Depuis lors, le malade se fie entièrement au bon fonctionnement de son sphincter.

Il ne porte plus de pansements, conserve les selles molles et liquides et par un revirement des choses, il ne craint plus que les selles solides, qu'il n'expulse qu'avec une certaine difficulté.

Au mois de mai suivant, même état toujours excellent.

Résultat très satisfaisant.

OBSERVATION XIII (Gersuny).

A la suite d'un abcès périrectal chez un homme de 29 ans, il était resté une petite dépression par où suintait, à l'insu du malade, une partie des selles liquides.

Une injection de 3 cc. sous la cicatrice déprimée, amena l'occlusion complète de l'anus.

OBSERVATION XIV (Gersuny).

Oblitération des orifices herniaires.

Homme de 79 ans porteur d'une grosse hernie scrotale du volume d'un œuf d'autruche et qui trois fois déjà s'était étranglée.

Refus obstiné du malade de subir aucune opération.

Cet homme portait un bandage contenant fort mal sa hernie, puisqu'il la réduisait jusqu'à six fois par jour.

Le 26 novembre 1900 le malade se présente à nouveau avec étranglement herniaire.

Taxis dans le bain chaud, hernie réduite au bout d'une heure.

Le 28 novembre, injection de 25 cc. de vaseline, dont 2 cc. contre le pubis.

Le reste est réparti entre les parois antérieures et postérieures du canal inguinal, sous la séreuse, dans la périphérie de l'anneau externe.

Le doigt coiffé de la peau scrotale et introduit dans le canal inguinal servait de guide à l'aiguille.

Résultats immédiats : L'ouverture herniaire, qui primitivement laissait passer quatre doigts, n'en laisse plus maintenant passer qu'un seul. Immédiatement après on pose un bandage et le malade sort.

Le 27 décembre, il revient enchanté des suites de l'injection.

Le bandage contient bien la hernie et lui permet de travailler : quand il enlève son appareil de contention, il sort une hernie de la grosseur d'un œuf d'oie et facilement réductible.

L'anneau inguinal externe ne laisse passer avec peine qu'un doigt : les bords en sont occupés par des tumeurs bosselées très dures. La vaseline bien enkystée rétrécit le canal et forme comme une pelote sous-cutanée. Pour augmenter le volume de cette pelote on injecta 24 cc. directement devant l'anneau inguinal externe et l'on remit le bandage sur la tumeur de vaseline.

Le 19 janvier 1901 on constate que l'injection a manqué son but : sous la pression du bandage la vaseline avait glissé vers le scrotum et s'était enkystée près du pubis en plaques dures.

La première injection subsistait avec ses bons effets.

En avril et en mai 1901, état stationnaire. Tumeur scrotale de vaseline nullement incommode.

Orifice herniaire très étroit n'admettant qu'un seul doigt. Hernie bien contenue par le bandage.

Comme nous l'avons signalé au début de notre travail, Krammer, de Cincinnati, à l'époque de ses travaux sur la gélose, avait déjà eu l'idée d'injecter, au voisinage de l'orifice herniaire, une substance pouvant mécaniquement faire office de tampon et, par une propriété physiologique spéciale, servir de substratum à une hyperplasie conjonctive.

Depuis ces premiers essais on a appliqué de nouveau le même procédé, mais avec d'autres substances de nature complexe et sans résultats bien intéressants. Au contraire, depuis que la vaseline et ses mélanges ont attiré l'attention des chirurgiens on a refait des essais avec ces corps et on est arrivé, semble-t-il, d'après certaines communications, et en particulier la précédente, à un résultat sérieux.

Cette application n'a de raison d'être naturellement que là où la cure radicale ne peut être utilisée, soit qu'elle paraisse contre-indiquée à cause de la jeunesse de l'âge ou de la faiblesse du sujet, soit parce que le sujet se refuse à toute intervention sanglante.

Voici maintenant quelques cas que nous empruntons à une communication du docteur Delangre, où comme précédemment Gersuny, l'opérateur chercha dans ses interventions un but utilitaire, *un remède à la déviation ou à la perte de fonctionnement d'un organe lésé dans sa continuité.*

Observation XV (Delangre).

Fistule entéro-vaginale résultant d'une hystérectomie vaginale.

« Il persistait, sur une anse d'intestin grêle, une fistule d'un centimètre de largeur ; nous avons pratiqué la suture après avivement bilatéral et finalement, quinze jours plus tard, nous nous trouvions en présence d'une fistulette de quelques millimètres qui ne laissait plus passer que des liquides ; nous avons injecté tout autour de la fistule dans le tissu sous muqueux un bon centimètre cube de vaseline et à partir de ce moment l'occlusion a été complète. »

Observation XVI (Delangre).

Fistule vésico-vaginale à la suite d'une application de forceps.

« Cette fistule a été suturée deux fois par le confrère qui m'adresse la malade. Il s'agit d'une fistule linéaire de trois à quatre millimètres de longueur et dissimulée dans le fond du cul-de-sac antérieur. La fistule ayant été bien étalée, je la circonscrivis par quatre piqûres sous-muqueuses de vaseline et je fus assez heureux pour arrêter tout suintement d'urine par cette voie anormale. »

Ce n'est pas à dire pour cela, qu'il faille appliquer d'emblée la prothèse vaselinée à toutes les fistules faisant communiquer les viscères creux avec le vagin. Il est des procédés tels qu'un volet rabattu sur la brèche ou le simple avivement bilatéral suivi de suture, qui gardent tous leurs droits. Cependant dans les cas où il s'agit de fistules linéaires il sera souvent plus expéditif de circonscrire la fistule par quelques piqûres sous-muqueuses de vaseline.

OBSERVATION XVII (Delangre)

Cancer de la lèvre inférieure.

Ayant dû enlever une bonne moitié de la lèvre inférieure pour infiltration cancéreuse malgré les deux incisions libératrices commissurales, la réunion des deux portions de la lèvre sur la ligne médiane a été très laborieuse et le tiraillement consécutif a été tel que cette portion nouvelle s'est étirée en certain point, en une mince lame pour ainsi dire réduite à la peau et à la muqueuse sans tissu intermédiaire. L'injection de trois seringues de Pravaz de vaseline en deux séances a rendu à la lèvre une épaisseur normale dont un des effets utiles permit au malade de mieux prononcer les labiales.

En oculistique on est encore obligé de recourir assez fréquemment à l'énucléation de l'œil : soit à cause de tumeurs malignes intra-oculaires, d'ophtalmie sympathique déclarée ou commençante, ou de tumeurs malignes de l'orbite. Après un laps de temps plus ou moins long et que commande l'état de la plaie intra-orbitaire on applique une prothèse.

Indépendamment de toute considération esthétique, cette prothèse présente des avantages considérables, elle facilite l'écoulement des larmes, qui, sans elle, s'amassent dans le cul-de-sac inférieur, s'oppose à l'ectropion de la paupière supérieure et assure chez les enfants le développement régulier et symétrique de la face. De plus, elle remédie quelque peu tout au moins à une difformité choquante. Cependant quelle que soit la perfection atteinte comme adaptation ou comme organe de prothèse, l'illusion est bien rarement parfaite.

L'absence du globe oculaire amène un enfoncement très appréciable de l'œil artificiel, et le retrait de la coque est encore plus marqué par la persistance d'un sillon transversal du rebord orbitaire supérieur. Cette dépression est causée par le releveur de la paupière qui au lieu d'agir sur le globe oculaire comme point d'appui, agit directement dans le vide d'avant en arrière.

De plus la pièce est généralement peu mobile et n'a que des mouvements d'emprunt fort limités, ce qui rend la difformité visible pour l'œil le moins exercé malgré tous les artifices de dissimulation employés et parmi eux le port de verres légèrement foncés.

Ces inconvénients découlent de l'insuffisance même du moignon : la coque de verre, demi-sphère concave, est reçue dans le cul-de-sac conjonctif également concave, et ne repose sur lui, que par ses bords : les deux surfaces ne pouvant correspondre, il n'y a aucune adaptation.

Pour remédier à ces inconvénients résultant de la brièveté du moignon on tenta d'y greffer des corps étrangers (yeux d'animaux, boules de métal, de verre, pelote de soie, etc.), destinés à produire un moignon devant remplacer celui de l'exentération et soutenir l'appareil prothétique. Quel qu'ait été le résultat acquis il laissait encore fort à désirer quand Rohmer de Nancy pour la première fois eut l'idée d'appliquer les injections sous-conjonctivales de paraffine, dans le but de former un moignon actif et soutien de la prothèse. Dianoux de Nantes répéta cette expérience dans deux ou trois cas et obtint également de brillants résultats.

OBSERVATION XVIII (Rohmer).

Moignon artificiel après énucléation de l'œil.

Chez l'un de ses malades, ayant subi l'énucléation de l'œil gauche, le docteur Rohmer fit au bout de quinze jours, après cocaïnisation de la conjonctive, une injection d'environ 2 cc. 1/2 de vaseline dans le centre de la cicatrice conjonctivale : huit jours plus tard, il injecta encore 1 cc. 1/2, quarante-huit heures après, on appliqua l'œil artificiel.

Les injections ne provoquèrent qu'une douleur modérée et qui ne persista que quelques instants seulement ; aucun gonflement, ni œdème.

Dans ces cas, on est surpris du résultat, dit l'auteur ; l'esthétique est au-dessus de tout ce qu'on avait pu atteindre jusqu'à ce jour ; l'œil est saillant, l'affreux pli de la paupière supérieure disparaît, l'œil est doué de mouvements synergiques à l'autre ; ces mouvements sont même très étendus.

Pour moi je considère le résultat comme absolument merveilleux.

Observation XIX (Dianoux).

Moignon artificiel après énucléation ou exentération de l'œil.

Pendant l'injection même, dit le professeur Dianoux, on vit disparaître ce pli disgracieux qu'on a si justement appelé pli cadavérique..

Après introduction de 2 cc., j'estimai que le soulèvement du tissu était suffisant, me réservant de faire une nouvelle injection si la pièce artificielle ne me pararaissait pas suffisamment soutenue : les moignons avaient pris la forme d'une bouée et présentaient une grande mobilité pleine de promesses ; la réaction fut vraiment négligeable, la douleur presque nulle et passagère.

Les trois opérés ont un moignon très suffisant et qui n'a pas diminué de volume depuis quinze jours : ils devront rester tels, si les affirmations de l'inventeur sont justes : ce que l'avenir décidera.

De même on constate que les mouvements des moignons sont égaux à ceux de l'œil sain et que la limitation de l'excursion de la pièce tient essentiellement à sa forme même, nécessaire avec l'ancienne prothèse, mais désormais surannée.

Et l'auteur conclut :

1° Que l'injection de vaseline est tout à fait inoffensive ;

2° Que l'on peut donner aux tissus une saillie variable à volonté ;

3° Que le moignon obtenu possède une grande mobilité ;

4° Qu'une réforme radicale est à prévoir dans la forme des yeux d'émail.

Malgré les résultats en apparence merveilleux, les conclusions enthousiastes de tous ceux qui eurent l'occasion d'employer la méthode Gersuny et qui, pour la plupart, obtinrent de si beaux résultats, nous allons rappeler ici les griefs, les aléas qui ternissent malheureusement son passé de gloire et doivent en restreindre, même en interdire formellement l'application.

Qu'il nous suffise de rappeler les deux accidents survenus, l'un à Pfannenstiel, l'autre à Kapsammer dans le traitement d'incontinences d'urine par le procédé Gersuny.

Ces deux cas suffiraient à démontrer à eux seuls que l'intervention n'est nullement exempte de dangers et que le fait d'introduire dans les tissus de la vaseline liquide expose le patient à des embolies soit pulmonaires, soit cérébrales.

En raison même de son peu de consistance, de sa fluidité au moment de l'injection et persistante même pendant un temps plus ou moins long, dans les tissus, il peut se produire des épanchements de vaseline au voisinage des points injectés. Gersuny lui-même admet qu'elle peut se produire, qu'on ne peut la nier absolument ; mais elle n'aurait lieu d'après lui que pendant les quelques heures qui suivent l'injection et pendant lesquelles la vaseline, encore liquide, peut émigrer dans le voisinage, grâce à la pression ou la contraction des tissus environnants.

Cen'est d'ailleurs plus une hypothèse, puisque nous

avons déjà signalé ce cas au cours d'une intervention pratiquée par Gersuny lui-même. De plus, l'époque assez éloignée à laquelle se produisit cet incident, prouve que non seulement la vaseline peut fuser quelques heures après son injection, comme le dit Gersuny, mais encore longtemps après.

Le même phénomène s'était produit chez un malade, traité pour restauration nasale et présenté en Angleterre, dont les yeux, douze mois après l'intervention « étaient complètement clos par la substance émigrée ».

Le docteur Delangre dit également que la saillie primitive s'affaisse dans la suite et doit être due surtout à une émigration, à une infiltration de la vaseline, favorisée par la contraction musculaire voisine et par la plasticité même du produit.

Dans notre étude au point de vue chimique et histologique, nous avons vu que la façon dont la vaseline se comportait dans l'organisme, ne la mettait pas à l'abri de toute absorption.

Gersuny ne niait pas d'une façon formelle cette résorption, mais il la croyait peu appréciable. Dans tous les cas, s'il devait y avoir, disait-il le 30 octobre 1900, une résorption quelconque après un temps plus ou moins long, la méthode perdrait de sa valeur, parce qu'alors il faudrait nécessairement, dans certains cas, renouveler l'opération.

Stein, au contraire, admet la résorption totale de

la vaseline, mais avec substitution en son lieu et place, d'une quantité équivalente de tissu conjonctif. Les coupes histologiques de Gersuny, de Delangre, d'Eckstein et de Brockaert nous montrent toutes, d'une façon très nette, les globules de vaseline reposant dans un stroma conjonctif infiltré de cellules rondes.

Cette infiltration amène une désagrégation fatale de la vaseline d'autant plus complète que l'on se rapproche davantage de la périphérie, à ce point même qu'elle y est transformée en véritable émulsion certainement résorbable.

De plus, en raison de son point de fusion peu élevé, relativement à la température normale du corps, la vaseline sous l'influence de causes pathologiques nombreuses, peut présenter des variations de consistance très considérables, si la température du sujet augmente.

Rappelons-nous en effet le premier cas de prothèse testiculaire, que fit Gersuny, et dans lequel le sujet constata lui-même un ramollissement considérable de ses pseudo-testicules et une confluence des deux masses de vaseline, injectées cependant en des points différents et assez éloignés l'un de l'autre.

Sans parler des modifications possibles du résultat primitif peut-on assurer que cette vaseline ainsi liquéfiée ne puisse à un moment donné, être transportée et causer des embolies ? Nous ne le croyons pas et si la vaseline incluse dans les tissus depuis quelque temps présente moins de danger que pendant son injection, elle ne donne pas cette sécurité qu'offrirait un corps non absorbable et parfaitement encapsulé.

En résumé:

La vaseline de Gersuny peut fournir des embolies pendant l'injection ; peut-être longtemps après son inclusion.

Elle peut émigrer à distance et s'épancher dans le voisinage.

Elle a un point de fusion peu élevé et partant, elle est susceptible de variations de consistance.

Elle se résorbe, lentement peut-être, mais sûrement.

CHAPITRE IV

Procédé Eckstein. Observations.

Les accidents tant discutés de Pfannenstiel et de Kapsammer, les résultats discordants parfois obtenus, le doute émis par quelques-uns sur le sort définitif de la vaseline dans l'organisme engagèrent le docteur Eckstein (de Berlin) à reprendre l'étude de cette nouvelle prothèse si intéressante et si féconde en applications.

Il rechercha une paraffine dont le point de fusion fût sensiblement supérieur à celui de la vaseline de Gersuny et qui, injectée à l'état liquide, pût se solidifier instantanément, supprimant de ce chef toute embolie possible, toute émigration à distance.

Nous allons brièvement rappeler les qualités qui font de la paraffine d'Eckstein une substance prothétique bien supérieure à la vaseline de Gersuny.

Sa qualité primordiale et celle dont dépend toutes les autres c'est sa rapide solidification. L'écart de température qui existe entre son point de fusion voisin de 65° et la température normale des tissus 37° est tellement considérable que sitôt introduite à l'endroit propice elle devient instantanément d'une consistance telle que ni les contractions des muscles du voisinage, ni les attouchements divers ne peuvent provoquer son émigration.

En raison de son point de fusion élevé, elle ne saurait être influencée par les variations de température du corps et elle permet, à ce point de vue, d'escompter dans la suite un succès durable.

Sa résorption est absolument nulle, nous l'avons démontré dans le chapitre concernant son étude chimique et histologique, nous n'y reviendrons pas ici.

Si nous tirons des conclusions de ce qui précède, nous constatons que la paraffine d'Eckstein est bien la substance qui semble donner le plus de garantie contre tout accident au moment de son introduction dans les tissus et qui permet par la suite d'espérer un résultat durable.

En résumé :

Elle se solidifie rapidement, par suite elle ne saurait produire d'embolie, ni émigrer.

Son point de fusion sensiblement élevé, la met à l'abri des variations de consistance.

Son encapsulement rapide la rend stable au point *injecté* et empêche toute résorption.

Tous les cas dont nous rapporterons les observations dans le courant de ce chapitre ont été traités par le procédé Eckstein.

Nous ne trouverons, dans aucun de ces cas, une seule des complications qui nous ont fait éliminer le procédé par la vaseline.

Si parfois consécutivement à l'intervention il s'est produit quelques phénomènes de réaction, ils ont été passagers, sans conséquences fâcheuses pour le malade, ni pour le résultat éloigné de la prothèse.

C'est sans contredit la rhinologie, qui jusqu'à ce ce jour, a fourni le plus grand nombre de cas justiciables de ce nouveau procédé de restauration plastique, soit qu'il ait été employé à l'extérieur dans un but purement esthétique, soit au contraire à l'intérieur dans un but de restauration fonctionnelle.

En première ligne des applications purement esthétiques, nous trouvons celles des effondrements du nez résultant, soit d'un vice de conformation naturelle, soit d'un traumatisme violent ayant brisé le squelette osseux ou cartilagineux, soit de diffformités survenues et ce sont là les cas les plus fréquents, par suite de nécrose syphilitique du squelette nasal.

C'est aussi le plus beau rayon de gloire de la méthode. De tous côtés déjà, des restaurations sans nombre ont été faites et communiquées dans les sociétés et les congrès. Partout où l'on opéra avec adresse et prudence, les résultats ont été tels qu'on les espérait.

Parmi les multiples observations que nous avons, nous choisirons les plus intéressantes, celles dont nous avons constaté les résultats immédiats ou éloignés, celles que des chirurgiens de haute valeur ont bien voulu nous procurer, celles qui nous sont absolument personnelles.

Parmi celles dont nous avons constaté *de visu* les résultats immédiats ou éloignés, nous rapporterons deux observations de malades que le docteur Brockaert, de Gand, a bien voulu opérer en notre présence, une troisième, celle d'une malade que ce même chirurgien a présentée au dernier Congrès belge d'oto-rhino-laryngologie, et qu'il avait opérée quelques mois auparavant.

Nous citerons ensuite des observations déjà publiées mais intéressantes à rappeler et nous parlerons de tous les essais du même genre faits en France et à l'étranger.

Observation XX (Dr Brockaert).

(Inédite.)

Mme X..., 33 ans, choriste au Grand Théâtre de Gand, présentait une ensellure du nez excessivement prononcée et datant de l'enfance. Par suite de cette ensellure considérable, la pointe du nez se trouvait relevée d'une façon fort disgracieuse. A un centimètre environ de la pointe on lui injecta un centimètre et demi de paraffine au point maximum même de la dépression. Le résultat fut instantané et un profil normal et élégant fut rétabli. Cette dame, à qui on présenta un miroir, se déclara ravie de l'intervention.

Cette personne revint à quelque temps de là, le résultat n'avait pas varié et il ne s'était produit aucun œdème consécutif.

Observation XXI (Dr Brockaert).

(Inédite.)

Une jeune fille de 10 ans présente une ensellure du nez considérable, suite d'une chute. Les os nasaux assez fortement écartés forment un large épatement de la base du nez. La pointe du nez est relevée d'une façon plus complète et plus disgracieuse que dans le cas précédent. Un abcès de la cloison, survenu deux ans avant à la suite d'une chute, avait accentué encore la dépression primitive. On lui fit une injection de paraffine sous le point le plus déprimé de la crête nasale. La partie affaissée se souleva aussitôt, rétablissant la ligne normale du nez et la pointe s'abaissa. Sur la demande de la mère on refit une injection de quelques gouttes de paraffine dans la première masse injectée et la jeune fille avait alors un profil absolument normal ne présentant qu'un léger empâtement de la base du nez causé par l'écartement primitif des deux os nasaux.

Observation XXII (Dr Brockaert).

(Inédite.)

Cette malade, âgée de 34 ans, et présentée au dernier Congrès de Bruxelles, avait été opérée le 24 avril précédent, c'est-à-dire deux mois et demi avant. A la suite d'une chute, il lui était resté une ensellure du nez considérable. Le docteur Brockaert lui fit une injection de paraffine d'environ un centimètre cube ᵉt demi. Aucune complication ni réaction inflammatoire consécutive ne se produisit.

Le résultat fut merveilleux car, quand nous la vîmes, il nous aurait été difficile de faire le diagnostic rétrospectif de sa difformité antérieure si nous n'avions pas été prévenu.

OBSERVATION XXIII (Docteur Brockaert)

Robert V. D..., âgé de 15 ans, adénoïdite aiguë. De plus ce jeune homme présente une anomalie assez rare, un épicanthus le défigurant notablement. Cette anomalie consiste dans l'existence d'un pli cutané, qui recouvre l'angle interne des fentes palpébrales et qui se complique souvent d'un aplatissement des os propres du nez.

Redoutant une intervention sanglante qu'un oculiste avait proposée, la famille vint trouver le docteur Brockaert. S'inspirant du procédé Gersuny-Eckstein, il proposa l'intervention ; elle fut acceptée aussitôt.

Le 11 novembre après avoir fait soulever un pli de peau assez grand pour effacer l'épicanthus, le docteur Brockaert injecta sous ce pli et à la racine du nez un bon centimètre cube de paraffine.

Après un moulage convenable de la région on put, à la satisfaction de tous, constater la correction de la difformité.

Un léger œdème consécutif de la région palpébrale se produisit.

OBSERVATION XXIV (docteur Brockaert).

Camille D. S..., barbier à Nazareth.

Nez effondré à dos large et aplati, suite de chute à l'âge de 5 ans, pointe soulevée et repoussée vers la gauche.

Le 15 novembre injection de paraffine d'un centimètre cube, amélioration sensible mais non parfaite. Nouvelle inclusion aussitôt de quelques gouttes de paraffine; résultat aussi satisfaisant que possible.

Réaction légère.

OBSERVATION XXV (docteur Brockaert).

Mlle G. D..., 19 ans, d'Ostende.

Conformation vicieuse du nez; pointe déjetée à gauche, ensellure caractéristique, suite de chute à l'âge de 3 ans.

Transfiguration instantanée et frappante; en une ou deux minutes les 2 centimètres cubes du produit injecté avaient fait merveille et corrigé une difformité considérée comme incurable.

Œdème passager.

OBSERVATION XXVI (docteur Watson Cheyne)

Dans une réunion de la « Harveian Society of London » M. Cheyne montre un jeune homme syphilitique de naissance, présentant un effondrement nasal consécutif à la nécrose des os.

L'ensellure est considérable et la pointe du nez relève fortement.

Il lui fit une injection de paraffine, l'une avec une substance fusible à 120°F, l'autre avec de la paraffine fusible à 104°F.

L'opération fut difficile mais le résultat en fut très satisfaisant.

L'opérateur reproche aux paraffines à point de fusion trop bas d'avoir une tendance à émigrer loin du point où elles ont été déposées.

Observation XXVII (personnelle)

Un vendeur de journaux, C. L..., âgé de 42 ans et syphilitique depuis l'âge de 17 ans, présente un nez affreusement
camard, par suite de l'effondrement nécrotiqué du squelette
sous-jacent.

Nous proposons à cet homme de lui restaurer son nez et de
lui refaire sinon celui de sa première jeunesse, qu'il dit avoir
été très beau, tout au moins un organe beaucoup plus présen-
table que celui dont il dispose en ce moment.

L'offre est accepté et rendez-vous est convenu quelques jours
après.

Ayant pris toutes les précautions usitées en pareil cas, nous
appliquons avec prudence et une stricte exactitude la technique
que le docteur Brockaert nous a inculquée d'une façon si auto-
risée.

La pointe de l'aiguille enfoncée dans la partie déprimée,
nous injectons lentement un demi-centimètre cube de paraffine,
fusible vers 65° et déjà la crête est suffisamment exhaussée pour
changer d'une façon appréciable et heureuse le profil de notre
patient.

Nous faisons une nouvelle piqûre un peu en avant de la première, de façon à nous rapprocher de la racine du nez, et cette
fois nous injectons près d'un centimètre cube de paraffine.

Le résultat est alors parfait et le profil obtenu rappelle au
patient les beaux jours de jadis où il passait, dit-il, pour un joli
garçon.

Quelques jours après, je revis par hasard le malade : aucun
œdème consécutif ne s'était produit, mais il prétend avoir
ressenti dans le nez, pendant quelques jours, une sensation de
gonflement fort gênante, comme si, dit-il, il avait reçu un coup
sur le nez.

OBSERVATION XXVIII (Dr Brockaert)

A. D. W..., ouvrière, 17 ans. Destruction de la cloison cartilagineuse par nécrose syphilitique. Effondrement consécutif et considérable.

Injection de 2 cmc. de paraffine, poussée lentement dans un pli de la peau.

Léger œdème du nez et des paupières. Après la disparition de ce léger gonflement, nouvelle injection quelques jours après pour faire disparaître un reste d'ensellure.

Résultat parfait, cette fois sans œdème, ni gonflement d'aucune sorte.

Ces restaurations nasales avaient déjà été faites à Vienne, par Gersuny, et son école, à Berlin, par Stein, Eckstein et d'autres, par Delangre de Tournai ; depuis on les répéta dans le service de Lermoyez à Saint-Antoine, chez Moure, de Bordeaux, etc., en Amérique, avec Rupert, Parker et Harmond Smith de New-York ; en Angleterre, avec Watson Cheyne et R. Lake : partout les résultats furent aussi brillants, et aussi nombreux, mais partout aussi les opérateurs furent unanimes à signaler un certain nombre d'accidents possibles qu'il faut prévoir et éviter et à recommander quelques précautions utiles.

Nous ne parlerons pas de l'asepsie indispensable dans toute intervention sur un tissu vivant : nous citerons seulement les quelques accidents dont parlent les opérateurs car nous les décrirons d'une façon toute spéciale au chapitre de la technique ; ce sont : l'embolie, dans le procédé Gersuny surtout ; la fusion à distance de la matière injectée ; l'œdème de la région : la suppuration et la nécrose des tissus.

Les succès encourageants, obtenus dans l'application de ce procédé aux difformités extérieures de l'appendice nasal, devaient fatalement amener quelques opérateurs ingénieux à l'appliquer dans certains cas de difformités internes, causes de troubles fonctionnels et de symptômes pénibles.

C'est ainsi que les docteurs Brockaert, Moure et Brindel de Bordeaux, R. Lake en Angleterre ont essayé dans certains cas de rhinite atrophique de reconstituer plastiquement des cornets atrophiés, dans le but de faire disparaître ce symptôme terrible l'ozène.

Injectant de la paraffine sous la muqueuse pituitaire ils sont arrivés progressivement à faire gonfler les derniers vestiges des cornets atrophiés et à leur redonner leur volume à peu près normal.

Ces essais paraissent avoir donné déjà d'excellents résultats.

Voici l'observation d'une malade ainsi traitée par R. Lake et présentée à une réunion de la *British medical Association* et qui justifie les espérances, qu'on est en droit d'attendre des injections de paraffine dans le cas de rhinite atrophique.

OBSERVATION XXIX

Cas de rhinite atrophique dans lequel de la paraffine a été injectée dans les cornets inférieurs avec d'excellents résultats. (R. Lake).

M..., R., âgée de 35 ans, était affligée d'une rhinite atrophique avec ozène fétide, depuis fort longtemps déjà.

Les formations croûteuses avaient été traitées par les procédés classiques et la malade n'était nullement satisfaite du traitement. R. Lake eut alors l'idée de rétrécir le passage de l'air dans les narines en faisant des cornets inférieurs factices, par des injections sous-muqueuses de paraffine.

Ces injections furent faites sous les restes des cornets inférieurs atrophiés, de cinq gouttes à chaque fois et en espaçant chaque séance d'une semaine.

L'accroissement de longueur totale obtenu ne fut pas très grand et cependant la malade obtint une amélioration considérable.

L'aiguille employée était de gros calibre, longue de trois pouces et fixée à la seringue par un pas de vis.

Le docteur Dundas Grant qui examine la malade présentée, constate que les cornets inférieurs restaurés paraissent absolument normaux. Il demande si son confrère Lake a employé un anesthésique et si la cocaïne n'est pas contre-indiquée en raison de ses propriétés vaso-constrictives.

M. Wagget fait remarquer comme très curieux que la coloration actuelle du cornet restauré est absolument normale. Il a interrogé secrètement la malade et d'après les réponses qu'elle lui a fait il constate qu'elle a retiré de l'intervention une amélioration sensible. Il félicite chaleureusement son confrère de son application ingénieuse.

M. Lake dit s'être servi de la cocaïne et qu'elle ne l'avait en rien gêné dans son opération.

Les sept observations suivantes ont été recueillies avec soin et notées au jour le jour à la clinique laryngologique de la Faculté de médecine de Bordeaux, par les soins du docteur Moure et du docteur Brindel. Nous les avons brièvement résumées dans le but d'en faire connaître la technique opératoire et de faire entrevoir quels heureux résultats on peut attendre de l'application de ce procédé au traitement du coryza atrophique ozénateux.

Observation XXX

Coryza atrophique ozenateux.

M. B..., 14 ans, est vu le 14 février 1902.

Coryza atrophique ozénateux, atrophie des cornets, croûtes vertes odorantes des deux côtés.

Nettoyage soigné : cocaïnisation.

Injection en enfonçant l'aiguille sous la muqueuse du cornet inférieur à la face antérieure et le plus loin possible.

A gauche, à la deuxième reprise le cornet se gonfle au fur et à mesure que l'on pousse la paraffine.

A droite après trois tentatives, insuccès complet : la paraffine se solidifiant trop vite dans la canule.

Le lendemain on constate : le cornet inférieur gauche volumineux, peu de sécrétion muqueuse dans la narine correspondaete.

A droite cornets toujours minces, amas croûteux considérables.

Le 17 œdème léger sous-palpébral gauche, peu de sécrétion.

Nouvel essai infructueux à droite; la paraffine ressortant par les orifices anciens.

Le 24 février on ne constate plus d'œdème.

Le cornet gauche est toujours gonflé, peu de sécrétion dans la narine.

A droite, tuméfaction légère avec une sécrétion plus abondante.

Le malade est renvoyé à un mois, pour que la cicatrisation du trou produit par la canule puisse permettre une nouvelle intervention à droite.

OBSERVATION XXXI

Coryza atrophique ozénateux

Mme Le B..., 26 ans, atteinte de coryza atrophique et de laryngo-trachéite catarrhale chronique, se soigne depuis cinq ans par des injections, depuis un an et demi par des massages suivis de pulvérisations au nitrate d'argent.

Croûtes épaisses dans le nez ; la malade mouche beaucoup.

A gauche cornets très atrophiés; élargissement considérable de la fosse nasale, peu de sécrétions.

A droite cornets atrophiés également, petit éperon de la cloison.

Le 25 février 1902 injection bilatérale de paraffine dans les cornets inférieurs.

A gauche on injecte 4 cc. le cornet se refait à vue d'œil.

A droite, injection de la même quantité, même résultat ; le tout après cocaïnisation et sans douleur.

Le surlendemain léger gonflement à gauche, rien à droite, les cornets sont en bon état.

Le 3 mars, on sent à gauche une tuméfaction douloureuse, près de l'angle de l'œil et sur la joue.

Le 7 mars, aucune douleur. A droite très bon état, cornet volumineux, à gauche on sent un cordon volumineux et un peu douloureux à la pression, partant de l'angle interne de l'œil et allant vers l'angle de la mâchoire, superficiel près de l'œil, sous la muqueuse dans la joue.

Le 11 mars 1902, le cordon, à la face interne de la joue, est très diminué de volume et ramolli.

OBSERVATION XXXII

Coryza atrophique ozénateux.

Mlle L. M..., 24 ans, soignée depuis quatre ans et demi pour un coryza atrophique ozénateux.

En 1897, curettage de la bulle ethmoïdale gauche.

Injections et massages réguliers depuis 1900 (une ponction du sinus maxillaire à droite faite ces jours derniers a ramené du pus grumeleux en petite quantité).

Le 25 février, injection de paraffine dans le cornet gauche atrophié, il se reforme sous les yeux : la quantité employée fut de quatre centimètres cubes.

Le 27, gonflement de la joue gauche, quelques douleurs du côté de l'œil.

Le 28 douleurs plus accusées, compresses humides, le lendemain la malade va mieux ; douleur et gonflement diminuent.

Le 6 mars, cordon rougeâtre allant de l'aile gauche du nez vers l'angle interne de l'œil correspondant : puis se coudant, traversant la racine du nez, il se termine à la tête du sourci gauche.

A partir du point où le cordon se coude, on sent un prolongement qui va dans la profondeur de l'orbite, vers la paupière supérieure.

Gêne assez grande, et douleurs lancinantes.

Le 11 mars, tumeur diminuée, douleurs disparues.

OBSERVATION XXXIII

Coryza atrophique très ozénateux.

Mlle M. B..., 22 ans, soignée depuis 1901 pour coryza atrophique, très ozénateux.

Cornets très atrophiés, surtout les inférieurs, qui sont très minces.

Le 28 février 1902, première injection de paraffine dans le cornet inférieur droit après cocaïnisation. La quantité employée est de quatre centimètres cubes. Aucune douleur et cornet reconstitué en entier.

Le 3 mars, la malade revient se faire examiner : état parfait, aucune réaction, aucune douleur.

Le 11 mars même état satisfaisant.

OBSERVATION XXXIV

Coryza atrophique très ozénateux.

Mme R..., déjà soignée pour affections diverses des fosses nasales, est atteinte maintenant d'un coryza atrophique ozénateux.

A l'examen, élargissement extrême des fosses nasales, muqueuse lisse, cornets extrêmement atrophiés.

Le 28 juin, injection de paraffine après cocaïnisation.

A droite on injecte à la première reprise cinq centimètre cubes, le cornet se reconstitue instantanément.

A gauche la première tentative échoue ; à la deuxième, la paraffine ressort par le trou déjà fait.

La malade est renvoyée à trois semaines pour permettre la cicatrisation.

Le 6 mars, la malade revue va bien : aucun œdème, aucune douleur à droite : a souffert un peu à gauche.

OBSERVATION XXXV

Coryza atrophique très ozénateux.

Mlle M..., 31 ans, opérée antérieurement d'une sinusite maxillaire, le 7 décembre 1901.

Très ancien coryza atrophique ozénateux avec atrophie du cornet inférieur droit.

Actuellement état satisfaisant, peu de sécrétion nasale : mais élargissement considérable de la fosse nasale droite.

Le 7 mars, injection sous-muqueuse de paraffine dans le cornet inférieur droit : le cornet se refait en partie, pas de douleur immédiate.

10 mars. — La malade va très bien, ni douleur, ni gonflement. A seulement souffert un peu le soir de l'injection : cornet en bon état.

OBSERVATION XXXVI

Coryza atrophique ozénateux.

M. C.., 16 ans, serrurier, venu le 11 mars. Coryza atrophique ozénateux très prononcé.

Le 14 mars injection de 2 centimètres cubes dans le cornet

inférieur droit. Le cornet se reconstitue très bien. Une tentative à gauche échoue : le malade est renvoyé à plus tard, pour permettre à la cicatrisation du trou déjà produit de se faire entièrement.

En résumé si l'on considère les résultats obtenus dans ce nouveau traitement du coryża atrophique nous voyons que jusqu'à ce jour, cinq cas sur sept ont donné une pleine satisfaction. Généralement la douleur a été peu accentuée, quelquefois même elle a été nulle ; la réaction toujours légère et l'œdème insignifiant ont toujours disparu dans le plus bref délai. Les cornets atrophiés, la plupart d'une façon totale, ont été reconstitués à peu près tous, et le résultat s'est maintenu jusqu'à ce jour.

Si dans quelques cas les tentatives de reconstitution ont échoué, c'est que l'aiguille a traversé de part en part la muqueuse ou que la paraffine est sortie par un orifice créé dans un premier essai infructueux.

Dans deux observations, il est à retenir cependant deux incidents, qui n'ont d'ailleurs présenté aucunes suites graves : il y eut en effet phlébite et périphlébite légères de la veine faciale et de ses anastomoses avec la veine angulaire, la veine sus-orbitaire, et l'arcade veineuse transversale de la racine du nez.

Ce sont là évidemment des complications qui méritent de fixer l'attention, et qui doivent mettre en garde contre l'emploi systématique et irraisonné de la méthode.

A quoi devons-nous attribuer cette phlébite ? Il semble difficile au premier abord de pouvoir l'expliquer ; nous croyons cependant que la quantité de paraffine injectée en une seule séance a peut-être été trop considérable, et qu'il eût mieux valu faire une reconstitution des cornets lente et progressive. Il est possible qu'une trop grande compression par le fait d'un corps étranger introduit brusquement dans une région si largement irriguée et à une température bien supérieure à celle des tissus environnants ait amené une moindre résistance de la région et préparé le terrain pour une phlébite légère. Quoi qu'il en soit, les résultats restent très intéressants et méritent de fixer l'attention des ingénieux et des observateurs qui sauront par une technique appropriée, bénéficier des heureux effets de la méthode et en éviter les inconvénients.

En otologie, parmi les applications purement esthétiques de la méthode Gersuny-Eckstein, nous rangerons celles qui s'adressent à un très grand nombre de malformations congénitales du pavillon de l'oreille. Il arrive très fréquemment que les différentes courbes, les sinuosités de l'hélix, de l'anthélix ne se ressemblent pas dans les deux oreilles d'un même individu : parfois même l'une présente une échancrure ou n'est pas ourlée alors que l'autre est irréprochable. Ce qui n'a qu'une médiocre importance chez l'homme est au contraire une cause de désespoir chez une de nos jolies parisiennes, qui n'a d'autre palliatif à son mal que de cacher ses deux oreilles avec un soin jaloux, par des coiffures fantastiques.

OBSERVATION XXXVI (personnelle).

Mlle S. de L..., artiste lyrique, 23 ans, nous confia en secret, qu'elle avait à l'oreille gauche, une échancrure fort disgracieuse. Et de fait, l'hélix de cette oreille présentait à la partie postéro-supérieure, une sorte d'encoche d'une longueur d'un centimètre et demi, affectant la forme d'un croissant.

Touché de son désespoir nous lui appliquâmes l'intervention à la paraffine, moyen facile de suppléer à l'incurie de la nature et de parfaire une de ses œuvres si joliment commencée.

Mlle de S... vint nous trouver quelques jours après, mais la vue des préparatifs et des aiguilles calmèrent son enthousiasme du début : nous dûmes remettre l'intervention au jour suivant et sur la promesse d'anesthésier l'oreille à la cocaïne.

Le lendemain, nous lui fîmes une infection préalable de quelques gouttes de cocaïne : deux minutes après, injection d'un demi-centimètre cube de paraffine.

L'effet fut instantané et au grand bonheur de notre patiente, l'encoche était disparue.

Un bourrelet même, tout à fait semblable à celui de l'oreille normale, est observé après une seconde injection de quelques gouttes de paraffine sur la face antérieure de l'hélix, qui semble être ourlée maintenant d'une façon toute naturelle.

L'opération fut faite le 15 juin et depuis nous avons revu cette personne plusieurs fois : elle n'a eu ni réaction ni œdème ni douleur. Pour éviter que dans le sommeil, la tête ne portât sur l'oreille restaurée, nous lui avions conseillé d'interposer entre l'oreille et le crâne une couche d'ouate, d'en mettre une autre sur l'oreille et de les fixer ainsi par un bandeau.

Cette précaution lui réussit parfaitement et elle n'eût jamais aucune sensation désagréable qu'aurait pu lui procurer la pression sur une région récemment traumatisée.

Nous ne connaissons pas encore d'application du procédé Eckstein, à des cas tels que ceux dans lesquels Gersuny obtint de si brillants résultats. Rien ne s'oppose cependant dans la nouvelle technique, à ce que, dans des circonstances analogues, les résultats ne soient aussi heureux.

C'est encore là un domaine d'hypothèses; peut-être en sortirons-nous bientôt, quand la méthode un peu plus connue, intéressera le public médical et recevra des applications fréquentes dont les communications et les discussions permettront d'en fixer les règles d'une façon certaine.

CHAPITRE V

**Choix du procédé d'élection. — Exposé de la
technique opératoire. — Fautes et accidents.**

Sans vouloir nier le moins du monde la haute portée générale de la découverte de Gersuny, sans en
amoindrir, en quoi que ce soit, tout l'intérêt et restreindre par là le mérite du chirurgien viennois, nous
sommes forcé, de par l'étude chimique et histologique comparée que nous avons faite précédemment
des deux corps en présence, la vaseline et la paraffine, de par les aveux mêmes de leurs plus enthousiastes partisans et surtout en considérant les accidents déjà signalés, de poser les conclusions suivantes,
contre la vaseline de Gersuny :

— Elle peut fournir des embolies.

— Elle peut s'épancher dans les tissus voisins et
émigrer facilement à distance.

— En raison de son point de fusion peu élevé et par
conséquent voisin des températures normales ou

anormales du corps, elle ne peut se solidifier rapidement.

— Pour la même raison elle est sujette à des variations de consistance suspectes au double point de vue, plastique et de sécurité.

— Elle se résorbe lentement peut-être, mais sûrement.

Ces inconvénients sont autant d'arguments sérieux contre la valeur thérapeutique de la méthode puisqu'ils ne permettent pas d'être sûr des résultats immédiats ou éloignés que l'on peut obtenir.

La paraffine tout en étant comme la vaseline un corps neutre non toxique, présente sur cette dernière, des avantages incontestables à plusieurs points de vue.

— Elle se solidifie rapidement par suite de son point de fusion élevé et pour cette raison ne s'épanche pas dans le voisinage et ne saurait produire d'embolie.

— Elle est par là même également à l'abri des variations de consistance et les résultats immédiats sont définitifs.

— Son encapsulement rapide assure sa fixité à l'endroit précis où l'injection la dépose.

— Sa résistance à toute infiltration, sa consistance et sa fixité par encapsulement la mettent à l'abri de toute résorption et de toute émigration à distance.

On conçoit facilement l'importance des modifications apportées par le docteur Eckstein à la méthode générale : elles permettent, si l'on agit avec prudence, d'éviter à coup sûr la terrible embolie et d'obtenir des résultats supérieurs à la méthode de Gersuny et de plus, définitifs

Pour faciliter la description et frapper l'imagination du lecteur, nous allons d'une façon précise et détaillée décrire un matériel dont nous nous servons nous même et qui nous paraît bien adapté pour cette intervention.

Le matériel se compose donc essentiellement :

1° D'une lampe à alcool ;

2° D'un récipient pour faire bouillir l'eau ;

3° D'une seringue spéciale ;

4° D'un pot de paraffine fusible à 65° ;

5° D'un thermomètre.

1° La lampe à alcool est un modèle de lampe de voyage, dont les trois supports démontables instantanément permettent de mettre la lampe dans le récipient pour réduire au minimum la place occupée par l'ustensile.

Un bouchon à vis, d'une fabrication spéciale, évite toute perte d'alcool pendant le transport de la lampe.

Sur les trois supports, une fois en place, s'adapte

et se fixe à demeure un plateau évidé au centre pour laisser passer la flamme et dont la circonférence relevée forme un rebord afin d'éviter que le récipient ne puisse au moindre choc basculer ou glisser.

2° Le récipient peut affecter une forme quelconque : dans le cas actuel, la lampe introduite épouse exactement la paroi intérieure du récipient : il a donc une forme à peu près cylindrique.

3° La seringue est copiée sur un modèle que le docteur Brockaert a fait construire spécialement pour les injections de paraffine, avec une modification cependant.

C'est une seringue de capacité variable, ici de cinq centimètres cubes, très courte et par conséquent d'un large diamètre. Cette forme a deux avantages : le premier, c'est que devant la manœuvrer d'une main elle ne force pas l'opérateur à écarter le pouce d'une façon exagérée pour presser sur le piston, la seringue étant pleine de paraffine, ce qui lui ferait perdre beaucoup de force ; en deuxième lieu la paraffine étant contenue dans la seringue sous une épaisseur relativement faible, puisque le diamètre est très large, aux dépens de la longueur de l'instrument, la surface de contact de la paraffine avec les parois du verre est très réduite, par suite elle conserve plus longtemps sa chaleur et sa fluidité.

Dans la seringue du docteur Brockaert deux petites

ailes soudées à la pièce de métal, par où sort la tige du piston, servent de points d'appui à l'index et au médius.

Dans l'instrument dont nous nous servons, ces ailes de soutien ont été soudées sur la pièce qui se trouve à l'autre extrémité du corps de pompe, et voici pourquoi.

Nous avions remarqué que dans une intervention, soit une restauration du nez par exemple, il arrive un instant où la paraffine, devenue semi-consistante, force l'opérateur à employer un certain effort final pour faire écouler les dernières gouttes de paraffine.

Cet effort, relatif bien entendu, est rendu plus sensible encore, parce qu'il se produit à un moment, où le pouce se trouve très rapproché des deux autres doigts, qui soutiennent la seringue, ce qui diminue beaucoup la force que peut donner le pouce.

D'autre part, en raison de la longueur de l'aiguille ajoutée à celle de la seringue, la main de l'opérateur se trouve assez éloignée de la région où il opère. Les secousses que ses doigts peuvent occasionner à l'instrument sont d'autant plus appréciables à la pointe, que le bras de levier est plus long. Il a aussi moins de dextérité pour piquer à l'endroit précis que son œil avait choisi, il a moins de sûreté aussi dans la direction de son aiguille à travers les tissus.

En fixant les ailes à la partie inférieure du corps de pompe, l'opérateur conserve toute sa force et sa dextérité, il se rapproche beaucoup de la région où il opère, à tel point qu'il peut quelquefois prendre avec l'annulaire ou le petit doigt un solide point d'appui sur les régions voisines.

Ces modèles de seringues peuvent sans doute permettre de faire une injection de paraffine dans des conditions excellentes, mais cependant elles sont loin d'être l'instrument idéal pour ces sortes d'interventions.

Nous pensons que l'instrument parfait sera celui dans lequel une quantité suffisante de paraffine pourra rester à la même température pendant toute une opération. C'est d'ailleurs le but que nous voudrions réaliser, dans la construction d'une seringue à double corps de pompe ; le corps extérieur étant occupé par un liquide à la température nécessaire pour maintenir la paraffine à son point de fusion, pendant toute la durée de l'intervention.

Les aiguilles en acier ou en platine iridié entourées sur les 3/4 de leur longueur d'un manchon d'argent assez volumineux pour éviter la perte du calorique, sont vissées sur le corps de la seringue pour que la pression ne les en puisse chasser.

4° Le pot de paraffine solide, fusible à 65°, et stérilisée d'une façon très soignée, soit en chauffant la paraffine jusqu'à l'ébullition, laquelle se produit entre 360° et 380°, soit, mieux encore, en plaçant la paraffine pendant une demi-heure dans une étuve, où règne une température de 200°, est déposé au milieu du récipient, de telle sorte que ce pot soit immergé dans l'eau sur les 3/4 de sa hauteur.

5° Un thermomètre centigrade, également stérilisé et maintenu par un support, plonge son réservoir de mercure dans le pot de paraffine.

Le support dont se sert le docteur Brockaert présente l'aspect d'un trépied, dont le sommet est une sorte de bague. Entre les pieds de ce support se trouvent logés la lampe et le récipient. Il adapte son thermomètre dans la bague qui domine toute l'instrumentation et le fait descendre jusqu'à ce que la cuve de mercure plonge dans la paraffine.

Le système est ingénieux, mais encombrant. Pour réduire à son volume minimum l'appareil et le rendre plus portatif, nous avons adopté un petit support très petit et très simple.

Il est composé de trois pièces démontables ;

1° Un socle en cuivre massif, d'un diamètre de six centimètres ; son poids et sa largeur lui assurent une stabilité suffisante ;

2° Une tige filetée dans le socle en cuivre et sur laquelle se meut un coulisseau ;

3° Ce coulisseau présente une vis d'arrêt pour le fixer à la hauteur convenable ; une tige, terminée par un anneau, et qui fait angle droit avec la tige de support.

Dans cette anneau nous fixons le bouchon de liège traversé par notre thermomètre, pour éviter que la tige qui peut s'échauffer par rayonnement n'influe sur la colonne de mercure.

Avant l'injection, il est évidemment nécessaire de prendre toutes les précautions aseptiques d'usage : lavage soigné de la région à l'eau de savon, l'alcool, et au sublimé, en solution au millième.

L'anesthésie locale est plutôt nuisible qu'utile, dit le docteur Brockaert ; d'autres opérateurs préparent l'endroit devant recevoir l'injection par une infiltration à la cocaïne d'après Scheich.

Chlorhyd. de cocaïne	0 gr. 01
Chlorhyd. de morphine	0 gr. 005
Na.Cl	0 gr. 20
Eau phéniquée au 20°	II gouttes
Eau	100 gr.

Cette infiltration a pour but, pensent-ils, d'assouplir le tissu conjonctif, Dans son intervention sur un cas de rhinite atrophique, Lake s'était bien trouvé d'une injection de cocaïne ; nous-même avons employé l'anesthésie locale chez cette artiste qui présentait une difformité de l'hélix.

Cette injection n'a nullement gêné notre intervention, au contraire, car sans elle, la patiente, d'une nervosité toute féminine et d'une pusillanimité sans égale, n'aurait jamais supporté la petite opération faite lentement en raison de la délicatesse de la restauration. D'ailleurs quelques gouttes seulement de cocaïne avaient été injectées.

La seringue a préalablement été bouillie et déposée dans un récipient contenant de l'eau très chaude et bouillie.

Lorsque la paraffine liquéfiée au bain-marie n'indique plus que 65°, le moment est venu de procéder à son injection. La seringue est retirée de l'eau chaude et remplie de la matière en fusion, dont la température doit osciller entre 63° et 65° ; une température supérieure pourrait occasionner une réaction intense des tissus, des brûlures et une nécrose consécutive des téguments, une température plus basse rendrait l'injection impossible à cause de la solidification de la paraffine.

Nous supposerons dans notre description qu'il s'agit d'une restauration nasale.

De la main gauche, l'opérateur soulève un pli de la peau, dans l'endroit que son goût d'artiste a jugé le plus propice, et constatant, par l'écoulement de quelques gouttes de paraffine, qu'elle est bien liquide dans la seringue, il procède à l'injection. La peau doit être maintenue soulevée pendant toute la durée de l'intervention, et il importe qu'un aide, placé à droite de l'opéré, délimite soigneusement avec le pouce et l'index la région que l'on veut exhausser pour éviter que la paraffine ne fuse en des points inutiles compromettant ainsi le résultat esthétique de l'opération.

Ce premier temps doit se faire lestement et sans hésitation : sans quoi la paraffine qui remplit la canule se solidifie et rend impossible tout écoulement ultérieur. Il ne faut faire l'injection ni trop timidement ni avec trop de vigueur : l'usage seul, apprend la force avec laquelle on doit pousser le piston de la seringue.

La seconde partie de l'opération consiste dans le modelage de la paraffine injectée. Il doit être fait avec une très grande légèreté entre le pouce et l'index et en s'inspirant des règles de la plus pure esthétique.

Si avant de procéder à ce modelage, on constatait que la restauration est incomplète, il n'y aurait aucun inconvénient à procéder immédiatement à une nouvelle injection pour parfaire le résultat de la première : mais en suivant exactement les conseils donnés plus haut. A cet effet on introduira l'aiguille selon les cas, soit dans le trou pratiqué par la première piqûre soit dans un autre point convenablement choisi.

Comme soins consécutifs il suffit de recouvrir la

région opérée, soit de quelques compresses d'eau bouillie ou de placer un tampon imbibé d'alcool absolu à l'endroit où la piqûre a été faite.

Le docteur Brockaert s'est très bien trouvé de faire appliquer des compresses boriquées, qu'il remplaça au bout de peu de temps par un petit morceau de taffetas anglais ou de peau divine.

FAUTES ET ACCIDENTS

De tous les accidents constatés depuis les premiers essais de la méthode, le plus grave est sans contredit l'embolie pulmonaire.

Elle était possible surtout, avec la vaseline de Gersuny : encore, les accidents que rapportent Pfannenstiel et Halban ne semblent-ils s'être produits qu'à la suite d'une faute de technique.

Est-ce à dire pour cela qu'avec le procédé Eckstein, et qu'en suivant scrupuleusement le « modus faciendi » décrit ci-dessus, on soit désormais à l'abri de toute alerte ?

Personnellement nous ne le pensons pas et nous serions coupable de donner ici une fausse sécurité à ceux qui voudront appliquer la méthode, après avoir lu notre travail.

Il est certain qu'avec la méthode d'Eckstein l'embolie est peu probable : il est logique et rationnel d'admettre, et les faits sont là comme preuves, qu'en raison de son point de fusion élevé la paraffine se solidifie presque instantanément et par suite ne saurait cheminer jusqu'au poumon ou au cerveau.

A notre avis, ainsi que l'aide qui donne le chloroforme et qui a toujours présents à l'esprit les spectres de l'asphyxie et de la syncope, peu probables sans doute, mais possibles, nous croyons que toujours l'opérateur devra également penser à une embolie possible.

Et cette crainte salutaire lui dictera certaines sages précautions dont les principales seront d'éviter les doses massives de substances à injecter, l'injection en plein tissu musculaire, ou l'introduction de la paraffine avec une placidité tranquille et une sécurité parfaite dans les vaisseaux d'un certain calibre.

Nous attirerons également l'attention sur la nécessité qu'il y a de bien délimiter la région sur laquelle on veut agir. Car alors on s'exposerait à voir fuser dans toutes les directions la matière injectée.

Employant la paraffine solide, nous ne serons pas exposé à voir revenir nos malades dans l'état où se trouvait celui qui fut présenté il y a quelque temps à la « British medical Association ». La paraffine employée était d'un point de fusion voisin de 104° Farenheit. A ce degré « it had already a tendency to run in the space between the eyes (1). » C'est ce qui

---

(1) Elle avait tendance à fuser du côté des yeux.

arriva plus tard, le malade revint quelque temps
après, les yeux « completely closed by the escaped
wax (2) ».

Or, cet accident éloigné dans le procédé Gersuny
serait possible pendant l'injection si d'une part cette
intervention était faite trop brutalement et que la
région à exhausser ne fût pas soigneusement déli-
mitée.

Cependant, si quelquefois cet accident se produisait,
on pourrait, alors que la paraffine est encore molle et
liquide, y remédier, dans une certaine mesure, en la
refoulant et en exerçant sur elle une douce pression,
sinon le résultat obtenu laisserait grandement à désirer au point de vue plastique et nécessiterait même
une extirpation au bistouri.

Une autre complication de gravité bien moindre,
mais aussi beaucoup plus fréquente, c'est l'œdème
des régions voisines, consécutif à une inclusion de paraffine. Cet œdème est dû à la compression du système lymphatique, causée par l'introduction d'un
corps étranger plus ou moins volumineux, dans le
tissu connectif de la région. Il est donc facile de prévoir, que ce gonflement sera proportionnel à la masse
de vaseline injectée, à la densité du tissu conjonctif
ambiant et à la vascularité de la partie à restaurer.

Cet œdème est toujours très limité et très fugace ;

(2) Complètement clos par la matière épanchée.

son seul inconvénient est de retarder pour quelque temps seulement la manifestation visible d'un résultat parfait et la joie du patient.

Stein a observé quelquefois, dit-il, sur des animaux de la nécrose de la peau sus-jacente; mais, ni Eckstein, ni Brockaert ni d'autres n'ont jamais retrouvé cet accident.

Des escharres seraient toutefois à craindre à la suite de brûlure soit, que la paraffine fondue ait été portée à une température trop élevée, soit que là canule ait été trop chauffée.

C'est pour prévenir cet accident qu'il importe de remuer la paraffine en fusion avant d'en remplir la seringue; car bien souvent, la paraffine qui se trouve au fond du vase est plus chaude que celle qui se trouve à la surface.

Si l'introduction de la canule avait déterminé une brûlure de la peau la guérison de la petite plaie en serait retardée, et aboutirait même à une légère perte de substance qui dans la suite, laisserait une cicatrice plus ou moins déprimée.

Nous rappellerons aussi les phlébites légères survenues dans les cas de coryzas atrophiques traités par Moure, et que nous serions porté à attribuer à la quantité trop considérable de paraffine injectée en une seule séance.

Certains accidents, qui sont imputables à un défaut d'asepsie ou à l'emploi d'un produit insuffisamment stérilisé, peuvent être passés sous silence, puisqu'ici les règles d'une asepsie rigoureuse s'imposent évidemment comme dans toute autre intervention.

Nous ne savons pas si d'autres accidents peuvent survenir à la suite d'une injection de paraffine mal exécutée. Pour notre part nous considérons la méthode comme inoffensive, peu douloureuse et donnant des résultats superbes, mais entre les mains d'un opérateur prudent et pondéré.

Si l'injection est très simple en elle-même, il ne faudrait pas cependant perdre de vue, que sa réussite dépend non seulement d'une injection bien faite, mais surtout de l'habileté avec laquelle on restaure la malformation ou la perte de substance. L'appréciation de la quantité de paraffine à injecter, le choix de l'endroit où la pointe de l'aiguille doit pénétrer, l'exécution du modelage, constituent autant de points délicats que seule l'expérience finit par apprendre.

CHAPITRE VI

Indications esthétiques et utilitaires.

I. Indications au point de vue esthétique

Tête — *Face :* Cicatrices déprimées et difformités dans les cas de traumatismes.

Plaies, furoncles, suppurations ganglionnaires, résections osseuses.

Difformité consécutive à la cure radicale des sinusites frontales.

Nez : Difformités congénitales, traumatiques ou spécifiques.

Oreilles : Difformités du pavillon de l'oreille.

Lèvres : Cicatrices vicieuses.

Œil : Epicanthus et difformités diverses.

Thorax.— *Sein :* Amputation partielle ou totale.

Organes génitaux. — Prothèse testiculaire après castration.

Corps en général.— Cicatrices déprimées.

II. — Indications au point vue utilitaire

Tête. — *Bouche* : Bec-de-lièvre, division du palais ou du voile du palais.

Fissures congénitales ou acquises du voile du palais.

Fistules d'origine dentaire.

Œil : Enucléation de l'œil.

Exentération de l'œil.

Oreilles : Fistules mastoïdiennes.

Nez : Coryza atrophique.

Membres. — *Varices* : « Une tumeur de vaseline
« enveloppant la veine, pourrait peut-être aider à
« porter la colonne de sang et empêcher une aggra-
« tion du mal » (Gersuny.)

Articulation mobile après résection : par exemple après résection du coude : « Si on remplissait la ca-
« vité qui résulte de l'opération et qu'on suturât la peau
« par-dessus, on pourrait espérer que les os résséqués
« ne se rejoindraient pas. En outre, il se formerait
« vraisemblablement, tout autour de la vaseline,
« une capsule de tissu conjonctif qui pourrait peut-
« être fonctionner comme capsule articulaire lorsqu'on
« aurait plus tard, par une ponction, fait ressortir la
« vaseline incluse dans l'articulation. » (Gersuny.)

Organes génitaux et pelviens. — Incontinence d'urine ou de matières fécales, auxquelles on remédie

« en faisant une compression par injection des lèvres
« de l'ouverture ou des parois du canal : urèthre,
« rectum, anus artificiel. » (Gersuny).

Cystocèle consécutif à un prolapsus, une déviation
de l'utérus.

Fistule vésico-vaginale.

Fistule entéro-vaginale.

Hernies : « Pour les hernies libres, on doit donner
« le plus souvent la préférence à l'opération : il peut
« pourtant se présenter des cas où il y ait des symp-
« tômes défavorables à l'opération, bien qu'un ban-
« dage ne puisse contenir la hernie ; il y aurait lieu
« d'essayer si l'injection de vaseline dans les cas
« pareils, ne pourrait pas rétrécir la porte de sortie
« de la hernie. » (Gersuny).

Tronc ou membres. — Cavités à parois rigides,
comme par exemple des curettages pour cause de
nécrose : « La vaseline est vraisemblablement propre
« à remplir ces cavités à parois rigide pour obtenir
« la guérison, *per primam intentionem.* » (Gersuny,)

Par l'exposé de toutes ses indications, et par les
nombreuses observations contenues dans ce travail,
nous n'avons pas eu l'intention de substituer la méthode
des injections de paraffine d'une façon systématique
aux procédés chirurgicaux actuellement en vogue. Au
contraire, à notre avis, elle perd tous ses droits en

présence d'un de ces procédés ingénieux, éprouvés par des milliers d'applications et dont les résultats sont indiscutables. Quelquefois cependant, il est des circonstances qui contre-indiquent l'emploi de ces procédés ou empêchent leur application. Peut-être, dans ces cas, l'injection de paraffine pourrait-elle suppléer à l'intervention indiquée, mais inapplicable ou inacceptée et supprimer certains palliatifs et appareils prothétiques toujours coûteux et souvent insuffisants.

Cependant cette méthode n'est qu'à l'état d'ébauche Ces essais ne sont en quelque sorte que les premiers jalons d'une voie nouvelle. En faisant ce travail, nous avons voulu précisément faire connaître cette prothèse aux ingénieux, aux chercheurs, qui par leurs travaux et leur sagacité sauront développer et mettre au point ce procédé intéressant, capable peut-être de guérir un jour des affections jusqu'alors incurables.

Notre seule prétention est d'avoir réuni toutes les indications nécessaires pour permettre à tous de puiser aux sources même les documents qui leur seraient utiles : d'avoir traduit et fait traduire des observations qui seront autant de précieuses indications pour l'application de la nouvelle méthode et d'avoir exposé d'une façon détaillée la technique opératoire permettant ainsi à chacun d'appliquer la méthode d'une façon utile et raisonnée.

CONCLUSIONS

La méthode des injections interstitielles de paraffine constitue une des plus élégantes acquisitions de la chirurgie moderne et peut-être l'une des plus fécondes en applications.

1° Au point de vue esthétique pour remédier à des déformations congénitales, traumatiques ou pathologiques.

2° Au point de vue utilitaire, pour reconstituer certains organes dont la fonction était diminuée ou abolie, ou dont la perte constituait une déchéance de l'individu au point de vue social.

Le procédé Eckstein est la méthode de choix ; de par sa technique il donne le maximum de succès durable et entre les mains d'un opérateur prudent et expérimenté, il offre le minimum de danger.

INDEX BIBLIOGRAPHIQUE

Alt. — Ueber subcutane Paraffini Injectionen (Monats. f. Ohrenheilk., 1901, n° 9).

Blashko. — Deutsche medizinische Wochenschrift, 1892, n° 43.

Broeckaert. — Prothèse nasale au moyen d'injections de paraffine solide d'après le procédé d'Eckstein (Revue Moure).

Broeckaert. — Technique des injections de paraffine solide (Presse oto-laryngolog. belge, n° 2, 1902).

Cartaz. — Prothèse nasale (La Nature, 18 janvier 1902).

Cauzard. — Cure radicale des sinusites chroniques. Thèse de Paris.

Choussaud. — Thèse de Bordeaux.

Cheyne. — The lancet, May, 31, 1902.

Chlumsky. — Centralblatt fur Chirurgie, 1900, p. 92.

Delangre. — Prothèse chirurgicale réalisée par l'inclusion de vaseline stérilisée dans les tissus (Bulletin de l'Académie royale de médecine de Belgique, 1901, tome xv. n° 4).

Delangre. — Premiers résultats éloignés de l'inclusion de la vaseline dans les tissus. (XIVe Congrès de Chirurgie, Paris, 1901. Séance du 22 octobre).

Dianoux. — Des injections de vaseline après l'énucléation de l'œil (Gazette médicale de Nantes, 1er juin 1901).

Dunbar. — Ueber Gesundheitsschædlichkeit von Erdœlrückstænden.Deutsche medicinische Wochenschrift, 1896, n° 3.

Eckstein. — Société de médecine berlinoise. Séance des 10 et 24 juillet 4901. (Semaine médicale, 1901, 7 août).

Gersuny. — Ueber eine subcutane Prothese (Zeitschrift fur Heilkunde, 1900. Band I, Heft 9).

— Société de gynécologie et d'obstétrique de Vienne, séance du 30 oct. 1900. (Centralblatt fur Gynæcologie, 1900, 1er décembre).

— Prothèse chirurgicale réalisée au moyen d'injections de vaseline dans les tissus. (Semaine médicale, 1900, n° 48).

— Paraffineinspritzung bei Incontinentia urinæ. Contralblatt fur Gynæcologie, 1900, n° 48.

Grant. — The journal of Laryngology.

Halban. — Jnjection de vaseline dans le prolapsus de l'utérus. (Séance du 30 octobre 1900 de la Société de gynécologie et d'obstétrique de Vienne. (Centralblatt fur Gynæcologie, 1901, n° 5).

Juckuff — Ueber die Verbreitungsart subcutan beigebrachter mit den kœrpersæften nicht mischbarer Flüssigkeiten in in thierischen Organismus. Archiv. fur experimentelle Pathologie (Bd. xxii, p. 124).

Kapsammer. — Sitzung der Gessellschaft der aerzte in Wien, 5 februar 1901.Wiener klinische Wochenschrift.

Leynia de la Jarrige. — Thèse de Paris, 1902, p. 193.

Lake. — The journal of Laryngology.

Léonard Hill. — The lancet,May 31,1902.

Meyer. — Ueber subcutane Paraffininjektionen. Münchener medicinische Wochenschrift, 1901, n° 11.

Moskowiez Ludwig. — Ueber subcutane injectionen von Unguentum Paraffini (Wiener klin. wochens., 1901 p. 193.

Oedmansson. — Nord. med. archiv., 1891, Bd. xxiii, n° 23.

Payr. — Centralblatt fur Gynæcologie 1991,p. 573.

Parker. — Journal of the america medical Association Aprit. 19, 1902.

Pfannenstiel.— Zur Discussion über die Paraffineinspritzung bei Incontinentia urinæ nach Gersuny (Centralb, fur Gyn. 1901, n° 2).

Rust

Rupert. — Medical record, april 17,02

Rohmer. — Nouveau procédé pour constituer un moignon artificiel après l'énucléation (Clinique ophtalmolog. 1901 p. 52.

Rohmer. — Semaine médicale, 10 avril 1901.

Subenath, — Beitræge zur Frage der Gesundheitshædlichkeit von Vaseline Paraffinum liquidum und mineralœl. Munchener medicinische Wochensc., 1897, page 639.

Smith Harmond. — New-York medical Jal. May 17, 1902.

— Boston medical, april 24, 1902.

Stein Albert-E. — Ueber die Erzeugung subcutaner Paraffinprothensen.

— Ueber eine subcutane Prothese (Zeitschr. f. Heilkunde, 1900. H, 9).

— Ueber subkutane injektion von Unguentum Paraffini. Wien. Klin. woch., 1901, n° 25.

— Société de médecine berlinoise, Séance du 10 juillet 1901. (Sem. médicale, 1901, p. 262.)

Sobieranski. — Ueber die Resorption des Vaselins von der haut und sein schieksale in Organismus.

— Archiv. fur experimentelle Pathologie. Bd. xxxi, p. 329.

Witzel Julius. — Ueber die Verwendung des Paraffins in der Zaneilkunde.

Waggett. — The journal of Laryngology.

Indépend. médicale, 17 avril 1901.

—   21 août 1901.

Correspondant médical, 15 février 1902.

Semaine médicale, 19 décembre 1900.

—   30 janvier 1901.

Semaine médicale, 20 février 1901,
       —   10 avril 1901.
       —   7 août 1901.
       —   16 avril 1902.

JABOULAY. — Effondrement syphilitique du nez, Prothèse par l'injection de vaseline. (Soc. de chirurg. de Lyon, 24 janv. 1901.)

FRISCH. — Sitz. der Gesellsch der Aerzt. (In Wien, 5 feb. 1901.)

HAMILTON. — Ewo cases of Gersuny's subcutaneous paraffin and vaselin protheses of the Nose. (Australian med. Gaz., 21 oct. 1901.)

BARATOUX. — Des injections de paraffine dans les cas de déformations du nez. (Progr. méd., nº 20, 17 mai 1902.)

LESER. — Amaurose par embolie de la veine ophtalmique après injections sous-cutanées de paraffine pour prothèse nasale. Moyens de prévenir ces accidents emboliques. (Soc. Hambourg, 1901.)

SCANE-SPICER. — Cases of female whose saddle Nose had been treated by subcutaneous injection of vaselin (paraffin) with casts and photographs taken before and after treatment (Lar. Soc. of London, january, 10, 1902.)

FREY. — Demonstration über die Verwendung der Paraffin injectionen nach Gersuny zum plastichen Verschlusse von retroauriculæeren œffnungen. (Est. ot. Gesells., 27 januar. 1902.)

FEIN. — Traitement prothétique de l'ensellure du nez par les injections de vaseline. (Soc. impér. roy. de méd. de Vienne, 4 avril 1902.)

TABLE DES MATIÈRES

	Pages.
INTRODUCTION	7
CHAPITRE PREMIER. — Historiques des injections de paraffine	11
CHAPITRE II. — Étude comparée au double point de vue chtmique et histologique des différentes substances prosthétiques employées	20
CHAPITRE III. — Exposé de la méthode Gersuny. Observations. Critique de la méthode	38
CHAPITRE IV. — Procédé Eckstein. Observations,	71
CHAPITRE V. — Choix de la méthode d'élection. Technique opératoire. Fautes et accidents	91
CHAPITRE VI. — Indications au double point de vue utilitaire et esthétique	107
Bibliographie	113

IMPRIMERIE F. DEVERDUN, BUZANÇAIS (INDRE).

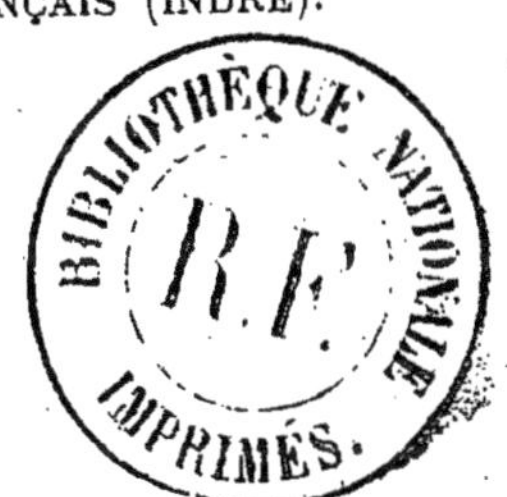